診間裡的女人

作者　林靜儀

推薦序

白色巨塔的一千零一夜

林宜平（陽明大學科技與社會研究所副教授兼所長）

與靜儀醫師的相識與相認，是一則美麗的巧合。

我們相識於二〇〇九年春天，中山醫學大學舉辦的「第八屆性別與健康工作坊」，卻不知道我們原來是親戚。在我們相遇的前一年秋天，「鹿谷林家」女兒可以回娘家掃墓、身後可以入祖墳的新聞，才剛登上報紙頭版頭條，幾年後親族別開社會之先，將女兒也列入族譜，我才赫然發現，這位任職中山醫院婦產科，關心性別議題的女醫師，是晚我一輩的族親！

今年暑假接到靜儀的新書書稿，簡直愛不釋手，欲罷不能。書名《診間裡的女人》一語雙關，既是診間裡的女醫師，也是診間裡的女病人。雖然市面上由男醫師撰寫的散文、小說很多，並且叫好叫座，但相較之下，女醫師在一般民眾心中的樣貌，除了日劇《派遣女醫》中妖嬌美麗、無所不能的大門未知子外，仍十分模糊。女醫師一直是性別與醫療研究的重要主題，在本書前二部，靜儀透過她銳利的性別之眼，生動描繪出白色巨塔中女醫師與男醫師的生活。一天工作超過十八小時的男醫師，多有一位「賢內助」協助打理日常生活，所以醫師的高薪，其實是性別研究中所說的「家庭薪」(family wage)，是醫師與醫師娘兩人份的薪資；甚至，有時還會有一位「第三者」陪同休閒娛樂。那麼，兩位醫師的家庭，或是沒有結婚的女醫師過的是怎樣的生活？大家可以從本書中尋找答案。

至於診間裡的另外一群女人——婦產科的女病人，長久以來也是「性別與醫療」研究關注的對象。雖然領域不同，但各科醫師通常男多女少，婦產科亦然，診間裡常是男醫師、女病人。本書第三部中，無論是未成年懷孕、罹癌、不孕，或是跨性別，不但可以增加許多讀者的婦產科醫學知識，並且多了性別敏感的關照。進到診間裡的女病人，面對的不只是難纏的「婦女病」，也是錯綜複雜的家庭，與充滿不平等的社會制度。靜儀筆下的女病人不再是手術台上沉默的羔羊，她們有血有肉，她們的人生故事讀來令人感同身受，讓人落淚。

我們非常期待，在崇尚陽剛文化的醫療機構裡，因為多了像靜儀這樣的女醫師，能增添性別與社會的觀點，希望診間裡的醫師可以見樹又見林，這也是近年來醫學人文教育改革的重點。靜儀非常會說故事，看到她在後記中提到，未來還會繼續書寫海外醫療等，白色巨塔一千零一夜的故事，未完待續！

為避免造成當事人困擾，文中人物姓名及部分細節皆經過變更，若有雷同，純屬巧合。

第一部

「學姊好。」在電梯裡遇到以前學校的社團學弟。也輪到他們來當實習醫師了。

「實習有趣嗎？」剛從學校到臨床，通常會很緊張，衝擊也不小，但是這些挑戰對醫學生反倒是新奇的。

「很有趣。現在在內科，值班好忙。」看來學弟也開始嘗到當值班實習醫師的辛苦了。

「學姊，你後來走哪一科？」

「婦產科。」學弟似乎還沒輪到我們科來實習。

「咦？婦產科？」學弟露出驚訝的表情。

「很奇怪嗎？」我反問。

「婦產科要開刀欸。」學弟還是一副「你有沒有搞錯啊」的臉。

「嗯？是啊。怎樣嗎？」奇怪了，到底是哪裡搞錯？

「婦產科要開刀，學姊你是女生欸。」哇哩咧，原來是因為這個理由。

「學弟，你是用生殖器開刀的嗎？」我立刻被激怒了。

電梯停到我的目的樓層，我踩著高跟鞋快速步出電梯，留下傻眼的學弟。

手術需要體力，沒錯，譬如抬著病人大腿消毒，或者要用力把金屬釘進骨頭的骨科，或是心臟外科動輒十幾個小時起跳的換瓣膜或移植手術，還有一站就十幾個小時不吃飯不上廁所的顯微或移植手術，這對某些醫師而言或許有點體力負擔，但是並非無法解決。婦產科其實是需要動刀的科別裡，較少長刀[1]的科，即使是比較大型的癌症根除手術，順利的話，都能在幾個小時內完成；一些常見的良性腫瘤手術，多半在兩小時內完成；剖腹生產手術更是在半小時內就完成。但無論是執行一般外科或婦產科的手術，重要的還是技術和專業，這些東西在腦子裡，而不是在Y染色體裡，當然也不會在睪丸裡。

幾年後，我仍然在想，當年對學弟說的話是否太重。可是，自從進入醫院工作，「女生會開刀嗎」、「女生怎麼走外科」、「女生太情緒化，沒辦法有好的醫療決策」這類的質疑就一直存在我們四周的空氣裡。明明我在外科實習時換藥認真，同學和護理師都知道病人因為我的扎實照顧，傷口已逐漸好轉，但到了某些資深住院病人[2]的病床旁，他們一看到我是女生，就堅持「我來教你怎麼換藥啦！」就算我知道自己比之前換藥的學長做得更好。明明我的內科學姊週末值班盡心照顧住院病人，出院時家屬卻在電話裡跟其他家屬嚷嚷，「住院時都沒有醫師來看啦！」

「男醫師養家，女醫師的薪水拿來買衣服」是學長對我優秀學姊W的評論，即使W學姊一個人負責全科的每日手術排程、加護病房病人、初診門診業務、全科住院醫師與實習醫師訓練行政以及每日晨會，整整一年，全年無休；即使我們都知道學姊的手術已經開得比某些主治醫師好，但在她開始看門診時，病人一推開門，家屬看到她時，還是會說，「這麼年輕的女生，她行嗎？」

1 開刀時間極長的手術。

2 健保實施初期，有些個案有長達數個月以上的住院日數。

忙碌與高壓

台灣的醫師專科訓練是很長的訓練過程和扎實的培訓規範。

醫學系的一到四年是基礎課程，包括大體解剖、生理學、藥理學、病理學等基礎醫學課程；我讀醫學院的年代，大五是在學校的最後一年，可能一早到下午，就包括婦產科、內科、外科、小兒科等好幾個專科課程，快到期中考時，每週都「生」出幾十本的「共同筆記」[3]。為了準備考試而連續數天沒睡的日常，從醫學系第一年就開始。別人說大學是「由你玩四年」（university的諧音），這在醫學院根本不存在。

現在的醫學院制度是醫學系念六年，但大五時就進醫院擔任臨床醫學生。在我那個年代，則是施行大六第一年實習（intern 1，有些醫院則是見習〔clerk〕），大七第二年實習（intern 2）的制度，如此兩年都是實習醫師，等於醫院多了一倍可以擔任第一線臨床工作的人力。或許現在的年輕人會說這是「剝削」或「廉價勞工」（當時月薪兩萬元），因為一進臨床就投入第一線的壓力真的極大，但我個人認為，這麼做能盡早練習判斷處置，甚至著手縫傷口、拆釘等技術處置，況且，在每天都極端高壓和緊張的情況下，能力成長得非常快速。壓力使煤炭有機會變成鑽石，當然，每年也都有醫學生最後成為被壓碎的煤炭。

也就是說，醫學系總計七年，前五年在學校學習基礎醫學和臨床醫學知識，後兩年進醫院擔任**實習醫師**（intern doctor），等於是五月的最後一天還在學校K講義，六月的第一天就進醫院實習了。剛從學校進入醫院的實習醫師小菜鳥，別說專業上一問三不知了，光是醫院裡的門診、病房、開刀房、檢查室就可以讓實習醫師一天迷路好幾次，更別提面對病人問病史、寫病歷、抽血換藥，加上每天早上七點半，必須準時參加晨會報告個案，每檯手術開始前要先進刀房完成消毒程序做準備，手術結束後要填單寫記錄送檢體……所有臨床的一切，就是一邊摸索一邊學。

實習醫師之外，醫院中的「科」配置，通常會有**科部主任**、**次專科主任**和**主治醫師**（attending physician）群，這些是除了醫師執照之外，還完成了**專科醫師**訓練並領有資格的醫師；也就是你會在醫院裡看到的，穿著「長白袍」、看門診收治病人、主責病人，每天查房時神氣地走在前面的醫師，稱為visiting staff，簡稱VS。

接下來是**總住院醫師**（chief resident），簡稱**總醫師**（CR），其實就是最資深的住院醫師，他們除了繼續接受專科能力的最終極訓練之外，也要負責代理主治醫師的一些業務，更要負責全科的行政事務，例如每個月的住院醫師和主治醫師排班、每天開刀房的刀序、科際之間會診[4]、溝通協調、醫院行政會議、住院醫師訓練、實習醫師教學等等。聽起來總醫師掌握許多權力，可是一方面要準備自己的專科醫師考試，二方面要負責全科所有事務，不但壓力大，而且各種科內和科際間很難協調的事情，都是由總醫師承擔下來，其實非常辛苦。

再下來是不同年資的**住院醫師**（resident，簡稱R）。婦產科住院醫師的訓練通常耗時三到四年，分別負責不同的工作，藉由這些工作來訓練專科臨床能力。住院醫師依年資會被稱為R1、R2、R3，但眼科或皮膚科這類熱門科，又常常出現R0，甚至還有負的R-2，是什麼意思？就是即使當年度受訓住院醫師員額已滿，仍有畢業醫學生堅持要到該科受訓，就算只能預約兩年後也願意，就被稱為R-2。

所以當你到醫院看見穿著長白袍的，就是主治醫師，而查房時跟在主治醫師後面，又是拿病歷、又是推換藥車，穿短白袍的，通常是住院醫師和實習醫師。

不論是輪著一科又一科、從完全陌生開始學習的實習生涯，或是考量興趣和未來收入等因素、決定投入專科訓練的住院醫師生涯，都伴隨著緊湊的工作和強烈的臨床壓力，同時還有必須不斷研讀的專業書籍和專業期刊等學習需求。臨床醫師不分男女，幾乎每天，甚至週末，都過著極端忙碌與高壓的生活。

「學長，我感冒發燒，可以請假嗎？」

實習時有次感冒，一早起床覺得全身骨頭痠痛，那痛簡直鑽進骨子裡，坐立難安。跟護理站借體溫計來量，三十九點六度，發燒了。發抖著到總醫師辦公室，找到負責實習醫師訓練的總住院醫師學長P，跟他請假。

「找到人幫你的工作，就可以請假。」P學長冷酷地回答。

一個蘿蔔一個坑，每個實習醫師都有忙不完的工作，哪裡找得到可以替自己的同學？

「欸，我在發燒，骨頭好痛。」我發抖著跟同組同學說，「可是學長不讓我請假。」

「你回值班室睡一下，我幫你灌一瓶點滴。」同學端著滿盤的抗生素，正要逐床施打。

真的，誰能替我的工作呢？大家都忙不完。雖說同組同學會盡量體諒，我還是從沒想過要拿「我是女生欸」來跟人計較上班時數或逃脫值班，這實在不是我的作風。況且，大家都忙得要命，下班時我們常累到「只剩下會呼吸」而已，要拗到某個人每次都願意幫我，也是不可能的。

躺回值班室，同學跟護理站調了生理食鹽水和維他命劑，好歹實習了一年，幫身體灌水分加上給退燒藥也學會了。自己去借了一個點滴架，一邊躺在值班室床上昏睡，一邊讓同學想辦法給自己灌進一千c.c.水分。這麼做，全都只是為了能繼續工作。

住院醫師第一年和第二年受訓時，我同時在攻讀碩士。總醫師學姊H說，「你要選擇進修是你自己的事，工作要照常。」當然。工作我絕對不會比其他同事少做，班也不會少值，要念書、要寫論文，我自己想辦法。

「學姊，我下下個月需要請假十天。」

住院醫師的第一年，基本上每個月值十天班，通常一個週末要連續工作四十八小時，再加平常日每三天一班。每次的值班，是從當天上午八點，連續工作到第二天下午五點。這次為了非常重要的事，我跟H學姊約假。

「喔，那你要把班值完才能請喔。」H學姊頭也不抬，就這句。

「呃，好。」能請假我就很感謝了。十天班，那，就值吧。

最後，我在十三天之內，把十天的班值完。這個意思是，這十三天裡，我有十天都工作二十四個小時。把班值完才能請假，那我就值。咬牙就過了。我不是會撒嬌的女生，也不會以任何理由來要人同情或體諒，我撐得過。

然而，做為一位住院醫師，整天在醫院裡，細菌多，再加上忙碌，睡眠不足，抵抗力差。一旦感冒，不但難以痊癒，還老是併發細菌感染。

「學長，我喉嚨痛到不行。吞水如刀割啊。」普拿疼吃過，兩小時後又燒起來，一定是嚴重感染了。

耳鼻喉科的O學長檢查我的喉嚨，「學妹啊，你扁桃腺發炎好嚴重，上面都化膿了。」他讓我張大嘴，一邊叫跟門診的實習醫師來看病例，「你們看，這個雙側扁桃腺發炎，很嚴重喔。」我張嘴無法說話，眼前好幾顆實習醫師人頭，瞪大雙眼，盯著我那「兩顆化膿好嚴重的扁桃腺」看，認真點的還拿筆記起來寫。在自己醫院就診就是這個尷尬，之前去看牙科也是這樣，偏偏那位主治醫師學姊還很親切地跟其他住院醫師和實習醫師介紹我，「欸，這是對面那棟的婦產科醫師喔！」我張大嘴用蛀牙和牙結石跟學弟妹們打招呼，覺得超害羞。

「呃，學長，那怎麼辦？」我燒到全身軟綿綿，快坐不住。

「你得住院喔，要打抗生素了。」O學長指著已經破萬的白血球指數。一般情況，白血球數大約在五千到一萬之間，有感染或發炎時，則會上升到一萬以上。

「呃，好……那學長，我可以住在婦產科的病房嗎？」在自己習慣的病房，比較方便。

「好啊。我再過去你們病房查房就好。」O學長很體諒。

一邊發燒燒得全身無力，一邊推著護理師幫我先打好點滴的點滴架，站在病人排隊的行列，等著批價櫃檯幫忙辦理住院手續。這位櫃檯姊姊是從實習時就認識的，看著我用沒打點滴的那手遞出住院單，同情地笑笑，趕快幫我處理行政程序。

回到病房護理站，我苦笑著把住院單和病歷資料遞給護理站的同事，「欸，new patient（新病人）住院喔！」護理師在我手臂肌肉上注射抗生素，我痛到忍不住掉下眼淚。

我進入病房，躺在病床上昏睡。拜託護理師上班時幫忙帶幾瓶運動飲料給我，充作三餐。躺了一天一夜，我自己一個人，孤零零的，在病房裡，睡了又醒，醒了又睡。第二天，好一些了，白天繼續上班，晚上留下來值班。一邊住院，一邊工作。我可以撐得住。

還有一次我扭斷了腳踝韌帶，想請同梯同事代班，卻只收到「我沒辦法欸」、「我有事」的回應。好吧。那就拄拐杖值班啊。

急診室學長幫我做完檢查，給了止痛藥，叮囑我要冷敷消腫，然後教我如何綑綁彈性繃帶來保護腳踝。我先是借了一檯輪椅，每天在護理站推輪椅上下班，但是輪椅實在太佔空間，後來改成拄拐杖上班。一拐一拐的，在值班室和護理站之間，我照常值班，照常協助主治醫師接生，照常開醫囑[5]，照常一間一間病房巡。拐杖拄了一個多月，彈性繃帶綑了半年。該值的班、該上的手術，沒有一樣少過，就連醫院工作之外的碩士班課程也照常進行。「是她自己要邊工作邊進修的，怎麼調節時間是她的事。」我的同事們私下這樣說，我也聽到了。

我常常遇到很多非醫療領域的朋友問，「欸，月經痛可以吃止痛藥嗎？」從實習一直到當主治醫師，從來就沒有什麼「經痛先忍一忍看看」這種事。我有滿滿的刀要跟，刀與刀之間還要回病房處理出院的醫囑、排術前檢查、備齊查房前的檢查報告等等，哪有餘裕在那邊敷熱水袋、喝熱紅糖水？趁晨會結束的空檔，手邊只有杯黑咖啡，止痛藥就先吞了，不然等一下痛起來，這一天的工作要怎麼做？後來當主治醫師時，變成胃食道逆流了，嗯，那就一樣的咖啡改配胃乳片，繼續工作囉。（不良習慣，請勿模仿！）

3 俗稱「共筆」，是醫學系學生的共同記憶。早期要手寫在印刷社提供的標準紙張上，再印成講義，後來進步到電腦打字。

4 不同科別之間，若遇到需要其他專科的醫師來提供意見或協同治療，可提出「會診」。在教學醫院或醫學中心，許多會診業務由總住院醫師負責，一方面總醫師已經具有一定的專科能力，二方面可以在會診過程學習更複雜的診斷判斷和疾病處置。

5 醫師提供的治療指示，內容可能包括多久量一次生命徵象、需有哪些例行檢查和給藥等。

無處可去

擔任實習醫師的某日中午，與我同組的C同學跟完主治醫師查房後回到值班室，打開冰箱拿了一罐可樂，邊喝邊坐下來嘆了一口氣，「唉。」

「怎樣啊？」我吞下科會便當裡已經冷掉的滷蛋。

「今天我們去0825那床查房，K醫師說病人的肝癌已經轉移到骨頭了，沒辦法開刀，只能試著打化療看看。[6]」C同學說。

C同學的未來執業志願是精神科。我跟C同學都不太喜歡內科的慢性病氣氛，我們在內科實習時，每每碰到非常細微的病情診斷和數據判讀總感覺有點吃力。

「啊，好慘。」昨天早上的晨會剛討論過這位病人的住院病歷，「他不是才六十幾歲？」

「嘿啊。」C同學把可樂一飲而盡，「唉，他兒子聽到我們那樣說，立刻哭出來，說他好不容易等到爸爸退休，要讓他過好日子，帶他出去玩的……」

我和C同學突然沉默下來，沒有人回話。聽到這種「子欲養而父不在」的現場案例，實在對情緒很衝擊。我偷偷抹掉眼角的眼淚，怕被同學笑我這麼愛哭。發覺C同學也沉默了有點久，我抬頭一看，發現他眼眶都紅了。

這位病人的兒子跟我們年齡差不多，在我們這樣的年紀，普遍是開始工作可以減輕父母負擔，還可以稍微讓父母有多一點點物質享受的時候，很少會有人在這時候準備好面對父母的罹病或是離世。

「幹，我剛剛在bedside（床邊）差點跟著哭出來。」看樣子C同學是把眼淚忍回到值班室。他把喝空了的可樂罐哐一聲丟進垃圾桶，像是宣洩當場無法表達的情緒。

醫師能不能在病人或家屬面前哭？能不能跟病人或家屬一起難過掉眼淚？雖然很多年之後，接受遺傳諮詢訓練時，聽台大心理系的老師說，「同理對方的難過或痛苦，表達你的情緒，並不會因此減損你的專業。」但是當病人為了預後[7]不佳而難過的時候，我們實在無法不堅強起來鼓勵病人和家屬，因為治療不只是治病，還有心。至少，在病人和家屬沮喪無助的時候，或在我們還沒有跟病人建立起完全信任或充分默契之前，我們必須要成為堅強、充滿信心的那個力量。

曾經看過幾部電影，裡頭擔任醫師的男女主角，在手術或治療失敗之後一蹶不振，然後開啟了某一段浪漫愛情，這樣的劇情總讓我搖頭。醫師有情感，也會因為治療病人的挫折而難過，也會同理病人的境遇而感到惋惜，但是醫師從實習開始，就一直不停地看見生離死別，看見人生無常，如果不學習把情緒收好，難道可以淚眼模糊地看診或開刀嗎？我們常常說，醫師應該「視病猶親」，我想，把病人當成自己的家人一樣的關心和照料，是應該的心態，但是，如果真的把病人當成親人，有辦法在急救時不顧肋骨被壓斷嗎？有辦法看著病人因為藥物副作用吐到吃不下，還依然堅持應有的治療嗎？有辦法在病人胰臟發炎必須禁食且插鼻胃管非常不舒服而吵鬧著反對時，還堅持應有的處置嗎？我們又真的能夠承受一個又一個病人治療無效而離世嗎？

我們在非常年輕的時候，就學習忍下自己的情感，也在非常年輕的時候，學習最短的時間承擔巨大的壓力，不論是工作量或是決策。這不是要強調醫師有多了不起，而是我認為，我們在這個學習與工作的過程中，除了高壓的工作和緊湊的生活步調，其實常常必須承受巨大的情緒衝擊，然而，我們卻沒有學習該怎麼紓解這一切。

有時候實習值晚上班，如果要找學長支援，要去哪裡找？答案是醫院旁邊的海產攤。學長G曾經在街上醉到不省人事，被當路倒，被民眾送進急診，直到第二天早上在急診室清醒時，才被交班的學弟認出來。另一位外科學長I則是開刀開到近半夜，然後在宵夜時間吆喝一起開刀的學弟妹一起，到海產攤開啤酒吃熱炒彌補錯過的晚餐。這個喝了兩手啤酒的I學長，最後怎麼回家的，我們也沒注意。只覺得I學長真神奇，前一天晚上喝到口齒不清又盧翻天，第二天一大早卻依然精神抖擻地主持晨會，彷彿不是同一個人。

不論外科或婦產科，都需要在手術檯上全神貫注，我們時常專心到完全忘記肚子餓、膀胱脹、腳痠，只是全心全意地專注在組織肌理。儘管這其實是非常棒的感覺，但也是高度壓力的時刻。更不要說，當病人病況危急，那種帶領醫療團隊搶時間，在病人生命一點一滴流失時跟死神對抗的壓力，或是病況複雜且惡化快速時，一邊絞盡腦汁考量治療方式幫病人跟病魔對抗，一邊承受病人家屬的焦急催促或是誤解——這些壓力，再怎麼跟親密的家人、伴侶、朋友訴說，也無法完全被分擔。與其說那些學長愛喝酒，不如說，這群每天承受高度壓力又沒有休閒時間的專業者，除了用酒精麻醉自己，還能用什麼方式強迫自己從持續專注和工作的情緒中稍微脫離？

醫師最討厭被問的問題之一據說是「醫師也會生病喔？」醫師不但會生病，而且除非病重，不然「我請假的話，病人怎麼辦」的那個念頭，讓許多醫師即使生病了也從未停止工作。這十多年來，我也確實看過許多前輩們忽略自己的身體狀況，在診斷出來時已經是癌症末期，甚至突然倒下辭世。

婦產科的L教授，當年全家一同赴美陪伴他進修，學成後L教授隻身回台灣，妻子則留在美國陪三個才國小的女兒繼續受教育。L教授回台灣後，積極衝刺自己的事業，又是學校的教職和主管職，又是醫院的主管職和臨床業務，又是專業組織的幹部和理事長。我們都不知道他到底多久跟妻子和女兒通一次電話。

婦產科另一位C教授堅持「感情混亂，學問做不好」。他每天早起，自己做養生早餐，接著到醫院開始一天的晨會和門診工作，同時帶著助理和受訓醫師讀期刊、寫文章、教書。暑假期間則飛去加拿大看女兒，有時候則是妻子帶著女兒回來放假，總是讓他開心得合不攏嘴。

Z教授是外科名醫，每天早上七點半開始晨會，接著八點進開刀房開刀，下午看門診，一直看到晚上醫院的走廊燈都關了，剩下他的診間那一區的燈還是亮的。下門診，他再到病房看自己開過刀的病人，然後，開始到其他科的病房看會診病人，即使這時病人多半都已經睡了，他還是會搖醒病人，瞭解病人情形，詳細解釋病情，安排手術。他走出醫院時，通常已經超過凌晨一點。Z教授的生活每天如此，他和同樣住在美國的妻子之間，到底還有沒有感情，大家都在猜。

---

6 肝癌轉移到骨頭，屬於遠端轉移，俗稱的癌症末期。現今因癌症治療藥品和技術急速發展，病人的治療效果已比當時進步很多。

7 疾病治療後可能的成效和後續後遺症、復發機率等。

盡頭

我是在報紙上看到Z學姊自殺身亡的消息的。

Z學姊在距離醫院大概二十分鐘車程的街上開了一家婦產科診所，現實生活中我很少見著她，可是很熟她的字跡，因為病人常常帶著她寫的轉診單來，找我做後續的住院、開刀或是諮詢。

她是個認真負責的醫師，病人照顧得很好，轉介來的理由和診所的初期處置也都很妥適。透過病人的轉介，我知道基層有一位認真的婦產科女醫師，讓我每次把病人比較複雜的問題處理完，能很放心地再把病人轉回去給她做後續照顧。

Z學姊跟一般的女醫師一樣，丈夫是男醫師，也同樣在完成專科醫師訓練之後開設診所，因為門診業務比較單純，不用二十四小時待命，方便照顧家庭。Z學姊的生活剛好跟我極端，我隨時得回醫院接生或處理緊急病人，半夜常要起床出門去開刀或接生，有時門診和刀多的時候，整天不在家，而且三不五時要出國參加國際研討會、到其他縣市做專業演講，或者跑國際醫療業務和一些政府政策相關會議。Z學姊每天固定在診所開診，就算經營診所要多處理人事聘任、藥品採購、健保申報，但是下班就是下班了，她的生活重心就是診所和家庭。

她的診所經營得很好，工作人員穩定，病人穩定。果然，她的自殺，是家庭因素。

在學校，醫學系男學生跟女學生的待遇是很不同的，活動也是。大學一年級時總有各種聯誼，一種稱「學伴」，理論上是兩個系之間以學號配對，說起來是湊對一起讀書，實際上當然是促進交誼。醫學系的學伴科系一向是護理系，因為當時護理系只有女學生，剛好可以跟男學生居多的醫學系配對。配對時，如果遇到醫學系的女學生就跳過，也就是說，一定是男醫學生和女護理生的配對。不過，學伴只有一個學校的一個科系不夠，通常還會拓展到其他學校，且通常是跟整個系女生佔八成的科系，所以不會跟工科、理科去配對，這時候，醫學系女生一樣被跳過。現在看起來，真是非常直接的求偶做法。

那傳統女醫學生的交往對象哪裡來呢？答案是醫學系的同學和學長，少部分是醫學系學弟，更少部分是醫學院的他系同學或外校同學。因為醫學系的學業重、生活圈子小，加上社會的男強女弱、男（地位）高女（收入或發展）低的刻板印象，女醫學生相對來說對課業專注得多，情感生活能多采多姿的人有限。除了情感生活的選擇單純許多之外，女醫學生通常順著家庭、社會與文化的規馴，也因此許多女醫學生的課業表現比男醫學生好。這樣的想法，一路到女醫師成家、持家，開業、執業，都是如此。

現代的醫學生比以前興趣廣闊、資訊豐富，也因為社群媒體和網路興起，而有更多廣泛的交往範圍。在我當學生的時候，同儕多數經歷如上述的歷程，而Z學姊就讀醫學院那時期又更加封閉，大概是男女朋友根本不好意思在校園裡牽手那種程度。

醫界很小，尤其在同一行、同一個城市。輾轉知道了報紙社會版沒有多寫的事，內容跟我們聽過很多醫師家庭的故事差不多，是一樣的爛肥皂劇：學長外遇，一直無法解決，Z學姊無法接受，選擇自己打藥輕生。

家庭也是女醫師的事業，甚至是比看診行醫，更用心更具挑戰的終生事業。女醫師通常當了一輩子的好學生，直到遇上情感背叛的難關，才發現這張考卷不管怎麼檢討都寫錯。其實，不用檢討訂正的啊學姊，你只是手中的考卷被調換了。出這張考卷的人，本來就沒打算給你分數的。怎麼這麼傻。

「欸，學妹，你猜猜我們科裡面誰沒有小三？」趁等刀的空檔，M學長湊過來，指著桌墊下方的主治醫師表，問Y學妹。

「嗯……」Y學妹到醫院工作才兩個多月，其實對科內的學長都還不太熟。她看著那幾個人名，腦袋裡面跑過每個學長平常說話或穿著打扮的樣子，到底誰看起來比較「花」？

「他嗎？」Y學妹猜了一位資深教授，平常道貌岸然，教學時很兇。

「不是。」M學長搖頭。

「嗯……他？」某主治醫師年紀不輕了，不修邊幅，看起來邋遢，講話又尖酸苛薄，應該是他。

「不是。」M學長賊笑。

「他有喔!?」Y學妹掩不住驚訝。

「他跟開刀房那個Z督導可是多年老相好。」M學長一副司空見慣的表情。

「啊……難道是T醫師？」Y學妹沒信心了，T醫師看起來斯文，說不定很專一。

「啊，我的病人到了，先走。」M學長匆忙站起來，手指了一個名字，「這一個啦。」

Y學妹定睛一看，M學長的手指，點在科內唯一那位女醫師學姊名字上。

典型

「學姊，L主任中風了。」Y學妹在電話那頭快哭出來。

怎麼說呢？意外，也不意外。

L主任胖胖的，行事作風充滿美式風格，不太喝咖啡，常備飲料是健怡可樂。學校的婦產科學其中有幾堂課是他負責，授課幻燈片全英文，考試也是全英文出題，我們光是看題目就頭昏腦脹，考完出教室連自己剛剛怎麼答題的都搞不清楚。某次上課他講到經前症候群，滿滿十幾張投影片敘述經前症候群症狀，最後他開玩笑說，「我看那幾天，女生最好不要出門。」我氣到當場趴桌上裝睡，不願意繼續聽課。怎料到我實習的第一科就是婦產科。後來還當了他的臨床學生，更當了他的碩士班指導學生。

據說本院婦產科經歷過全盛時期，孕產婦病人多到病房住不下，推床沿著護理站繞了一圈。醫院和醫師的名氣高到病人即使沒病房住，睡走廊也甘願。後來大牌醫師出走開業，病人整個減少。當時新任的科主任L甫從美國拿到哈佛大學的教授資格回來，雖說不至於有「少康中興」的壓力，但從一些資深護理人員的語氣裡大約感受得到，他們對於大牌醫師出走之後的慘淡，有些唏噓。L主任有著獅子座的自負個性，不可能沒感受到這個氣氛。他帶著極好的國外學歷背景和專業知識來，卻面對著輕忽學術而崇尚業績的臨床氛圍，要說內心沒有不舒服和有志難身，是不可能的。

那時我才剛進醫院實習。總醫師學姊W分配完每個人負責的病房或產房工作及交代完基本事務之後，就各自忙碌去了。我們感覺像是被放進新魚缸的小魚，撞著魚缸摸索路，還好還有七年級的學長姊跟著我們一起工作，就一點一點學起來。

晨會例行要報告前一天住院的病人病歷、住院原因和治療計畫，主治醫師會問住院醫師和實習醫師各種問題，協助臨床思考，也測試是否熟讀了教科書中對於各種疾病的知識。才剛到科內一週的intern[1]什麼都不會，連專有名詞都搞不太懂（真不知道在醫學院的五年到底怎麼念的），幾乎都是發抖著報告病例，傻笑著被學長姊「電」。

科會結束，L主任胖胖的笑臉對我說，「Intern啊，知道怎麼找資料嗎？」我當然老實地傻笑搖頭。

「到辦公室來，我請你喝咖啡，教你找資料。」L主任說的辦公室在哪我都還不知道呢。

「Intern來，我先帶你去我們辦公室。」我乖乖跟著H學姊下樓，到開刀房轉角的婦產科辦公室去。

非常小的空間，擠在一起的幾張辦公桌，手術用的綠色大消毒單潦草掛著充當隔簾，前一天值班沒睡的Z學長穿著綠手術服在上鋪補眠。

「吶，咖啡自己倒。」H學姊隨手一指。咖啡壺放在辦公桌旁的小櫃子上，好擠的空間，深怕自己笨手笨腳把咖啡機給撞倒。

「Intern啊，來。」L主任在對面的辦公室喊我。

我乖乖走到對面辦公室，地上和旁邊櫃子都是書，才走進辦公室沒幾步，「欸你不要關門，站在門口等我。」L主任這麼一講，我才發現他平常上課和開會時老說一些不太正經的笑話，日常避嫌的細節竟然這麼小心。L主任愛亂開玩笑，但他是個正人君子。

又過了幾日，醫院廣播，「婦產科intern林醫師請到二樓婦產科一診。」嚇死我了。婦產科一診在哪啊？我負責病房的，門診找我有什麼事啊？

傻傻找到婦產科一診，L主任笑著，「欸，intern來，這個給你。」遞給我一顆大大的日本進口蘋果。香氣濃郁的。

「謝謝主任。」我摸不著頭腦。

「好，回去工作。」L主任繼續看病人，病人看著我呆呆的樣子，笑了。我傻愣愣地拿著蘋果離開診間。

實習醫師被廣播是件大事，通常代表屢call不到（對，那個年代我們還在使用俗稱call機的呼叫器），是要倒大楣的。同組同學一一跑來問，到底發生什麼事。

「我也不知道，就叫我去，給我一顆蘋果。」我據實以告。

「嘖嘖，就疼你！」同組的好同學幫我鬆了一口氣，也不免不平「主任只疼女生啦。」後來臨床工作熟了，才知道那是門診病人送給他的禮盒。

因為L主任每天笑瞇瞇跟我「Intern妹妹啊」地招呼著，教我各種婦產科知識，又有讓我崇拜萬分的超強總醫師W學姊，而且開刀和接生好有趣，在實習剛開始的第一個月，我就向L主任打聽婦產科招聘住院醫師的情況。

「主任，我畢業以後可以來婦產科嗎？」唉呀，完全沒打聽一下在健保實施之後，婦產科為什麼逐漸成為招生困難科了呀。

L主任胖胖的臉，帶著大大的笑容，「當然好啊！」

即使後來實習跑過不同科別兩次，我最終還是選擇了婦產科訓練，成為L主任的學生。同年我應屆考上醫學研究所，一邊當住院醫師一邊念碩士，L主任理所當然成為我的指導教授。

L主任在畢業選科時，還是「全班第一名選外科、第二名走婦產科」的年代，因此能當婦產科醫師，必須非常優秀才行。當時也還不到婦產科再被細分為不孕症、婦科癌症、婦女泌尿、高危險妊娠等次專科的年代，所以癌症個案他行，產科個案也行。

L主任平常一副「散仙」樣，門診量沒有大爆滿，開刀量也沒有多到排不上去，有些資深護理師或學長總覺得他比不上之前出去開業的那個名醫前輩，但是L主任某些臨床判斷訣竅，教科書上雖然找不到，卻實用與精確地驚人，例如必須等一天才能得到檢驗數據的重要血清指數，他可以利用簡單試劑從尿液去概算，讓急診值班醫師得以在幾小時內有判斷基準。產科是非常高度醫療風險的科，隔著肚皮，胎兒狀況是好是壞、胎兒與母體健康或瀕危的臨界點在哪，總是要非常小心拿捏，有時候甚至是老天爺給的挑戰。某天半夜，他跟我們坐在即將分娩的一位產婦身邊，閉著眼睛像是在打盹，胎心音監測器傳來「咻—咻—咻—咻—」的胎兒心跳，我和Y學妹還擔心著，「怎麼辦？好像太早把主任找來等了。」這時L主任猛然睜開眼睛，「不行，胎兒窘迫了！快剖腹！」我們滿頭問號地把產婦推進開刀房，果然子宮內的胎兒因為窘迫缺氧而排出胎便，羊水變得濃稠，新生兒科值班醫師趕忙從胎兒氣管內抽出被吸入的胎便。第二天晨會，L主任請實習學弟翻開厚厚的產科原文教科書，指出一個少見的診斷。

我和Y學妹從他這邊學到各種診斷技巧、判讀出少見個案、學習各種緊急處置措施，十多年來，還是覺得「超厲害」。仔細想想，他的絕頂聰明，除了飽讀各專業文獻，還有極強大的邏輯思考。而醫師需要的，就是邏輯清楚。

某年醫院搬遷，婦產科搬離實習時那棟舊大樓，換到新建的大樓。病人還不多，空病房不少，乾脆留了一間空病房充當住院醫師值班室，給學長姊和我們值班休息用。L主任雖然在台中有間房子，但因為妻子陪著三個女兒在美國讀書，反正回家也是自己一個人，乾脆就住進其中一間空病房，平常以醫院病房為家，偶爾才回台中的房子收帳單。他有時候跟病房護理師一起訂便當，有時上市場買一堆肉回來滷一大鍋配著便當剩飯吃。偶爾心情好，跟學校幾位老師出去吃飯，或是要Y學妹載他「一起出去吃滷肉飯」。

Y學妹總愛半埋怨地說，「他帶你都是跟其他教授一起去吃鐵板燒，我就是負責帶他吃滷肉飯的。」其實我們都尊敬也心疼這個獨自一人在台灣工作的中年男人，Y學妹基本上是把他當個任性的父親看待。

那陣子我不慎扭斷了右側踝韌帶，成天拄著拐杖。沒想到接到Y學妹打到病房來的電話，「學姊，主任摔斷手了。」沒多久，手臂吊著三角巾的L主任被用輪椅推上病房。原來是跌傷壓斷了手臂骨頭。我和Y學妹陪著L主任一起進他平常住的「病房」，請護理師同事一起協助他換藥、換上輕便衣服。經過一番折騰的他看起來有點狼狽，被我們抓著換衣服也讓他有點害羞。我瞥見浴室裡他塞在大塑膠袋裡面的待洗衣物，床邊襯衫口袋擠著一疊總沒整理的鈔票和過期帳單。他是個認真的教授，專業的醫師，和孤單的中年男子。

那一陣子我們的組合總讓病人偷笑：一個拄拐杖的住院醫師和一個手斷掉的科主任。搞得好像我們打過一架似的。不過這樣好像對病人來說頗有激勵效果：你看，你的醫師其實也病得不輕呢。

斷了手的L主任也照常看診，為了「行動方便」他不打石膏，果然過沒兩週，他就恢復接生業務。斷掉的手雖然不方便，他還是堅持在我們協助之下開刀、接住新生兒的頭、指導我們縫傷口。其實醫師是全世界最不遵醫囑的病人。而且，你講不過他。

L主任是公共衛生的教授，流行病學研究當然是他的專業。醫學研究所有一門課由他負責，每週總會拿各種期刊來教授各研究謬誤和統計分析。他很愛拿來舉例謬誤的期刊研究是「運動無助於健康」或「跑步容易摔死」這一類的，都是因為研究分析或方法錯誤而導致研究結論偏誤。

好幾次上課時，內科的J學姊憂心忡忡地跟我說，「欸，跟你家主任講一下啦，他老是愛吃肥肉不行，他是心血管疾病高危險群啦！」我和J學姊一起看著正在大談各種研究謬誤的L主任，「我講了他會聽嗎？」「唉，我想他是不會聽的啦。我勸過，他也是拿這些謬誤來反駁我。」J學姊自己下了結論。

但是他或許也用這些謬誤來逃避一些什麼。包括我在內，前後屆的住院醫師都照顧過L主任的母親。主任的母親因為中風，早已經是植物人。即使被照顧得相當好，沒有褥瘡、肢體沒有變形，但是偶爾還是會因為泌尿道或肺部感染，而必須入院施打抗生素治療。L主任和他的母親長得很像，白白胖胖，脖子短短。某次有個病人急救過程有瑕疵，學弟報告檢討記錄時說，「因為病人脖子短，所以沒打上頸內靜脈……」主任當場暴怒，「脖子短該死啊？！」我們都當他對號入座，偷偷笑了。

醫院對主治醫師有例行體檢，但他幾乎從不參加。我們沒看過他量血壓，也沒看過他有任何保養身體健康的行為，還飲食不正常，肥肉不忌。

就在手捧斷幾年之後，電話那頭的Y學妹傳來L主任中風的消息。

我完成住院醫師訓練後，也順利通過專科醫師考試，留在受訓醫院繼續擔任主治醫師。以前的老師，都成了我的同事。很快地，我的病人就多到忙不過來，自己的外務也愈來愈多，經常北上甚至出國開會，老師們要找我代診或代刀總找不到，也就慢慢習慣了我忙我自己的。雖然L主任一直是我的老師，但是我很快就「翅膀長硬到處飛」，大概也讓他覺得有點挫折吧，倒是Y學妹對他還是像對待一個任性的爸爸一樣，一邊嘴裡唸著他不會照顧自己，一邊隨主任打電話載他去吃滷肉飯。

我趕回醫院，但主任還在加護病房，暫時不方便見。我和Y學妹點他的斷層掃描出來看。是中風沒錯，運氣還好，沒有造成不可逆的傷害，出現暫時的肢體無力和說話困難而已。為了方便照顧，他轉回婦產科病房。我跟Y學妹和其他同事終於得空去病房看他，他有點虛弱，用不是很順暢的口語說，「我沒事。」伸出手來跟我們一一握手，「握握看，我的手還很有力氣喔。」

病房裡擺滿醫院主管和學校主管送來的慰問花籃，冰箱裡放滿各式水果禮盒。老師的妻子恰好返台，在他身邊，很客氣地不斷對著訪客道謝。在他生這樣大病的時候，總算有自己的家人在身邊照料。

中風挫折了L主任，他原本可能升任更高職位，現在都化為烏有。住院沒幾天，他又一如過去十多年，準時出席晨會，儘管說話不太順暢，仍一如往常地對各病例提出學術上的新知識，或是他的臨床經驗。學弟妹嘖嘖稱奇，「這個老師都不休息的。」我想，這個沒有什麼娛樂嗜好、最親的妻子和女兒長年不在身邊的男子，你要他躺著養病，或許才是真要他的命。

L主任後來努力復健，甚至難得地配合忌口，人瘦了，也更有精神了。他看診幾乎不間斷，也偶爾開刀，持續參加各醫學會組織。他從不缺席早上的晨會。學弟妹都知道，這位教授比所有其他老師都更勤奮地早起教學。只是我們這些學生看得出來，他的精神沒那麼好了，行動沒那麼俐落了，他失去了可能的升遷和發展而落寞了。

一切好像又恢復常軌，L主任並沒有像我以為的，因為生了一場大病而改變他的人生選擇，他還是沒什麼休閒生活，還是整天在學校、醫院、醫學會努力證明「我沒問題」。他的女兒雖然這時都上了大學，甚至開始工作，但他溫柔的妻子還是回美國去了。主任沒再繼續住在充當宿舍的病房，而是住進了新買的房子。或許這樣的分工與生活模式，在一開始確立之後，就註定改變不了，或者，這次的生病還沒有強烈到足以改變他們的家庭相處和分工。

我所看到的許多前輩醫師，和他們早年所選擇的伴侶，到最後似乎已經不是愛情，而是遇到工作相關事情才會出現的「事業夥伴」。我總是會想，當前輩醫師年紀大了，不得不退休和脫離臨床工作，或是當他們的孩子大了，有了自己的事業之後，這些前輩醫師和身為「事業夥伴」的妻子，要怎麼相處呢？

又過了幾年，有天L主任沒來參加晨會，一直到下午，才知道他獨自在家跌倒摔斷了腿，躺在地上叫天天不應，過了大半天才脫困。照例他住進婦產科病房，照例醫院主管、學生、同事送了滿室的慰問花籃，照例我們這些學生紛紛抽空到病房去看他。

「我差點死掉欸！」他對每個來看他的學生都這樣說，「醫學期刊上有說，受傷躺在家裡超過一天，死亡率就上升了。好險我硬是爬去打電話叫某老師來救我。」他依然把他的處境用科學期刊來做解釋。我們跟他一起笑著，想像他躺在地上孤立無援的樣子。雖然他說是因為那天下雨地滑，可是我很難不懷疑他不是再次小中風。斷腿第三天，他就準時出席婦產科晨會。

這是那一輩許多男醫師的人生。

婦產科和外科，是早年成績最好的醫科學生前兩個專科志願，有很好的名聲和豐厚的收入（納入健保前）。以過去的考試制度來看，這些醫科男生，真的都是競爭成功者。不論是辛苦的家庭出身或是醫師世家，憑著優秀成績考上醫科，成為學校和家族中的天之驕子，通常順利跟學校或醫院的美麗女子結婚生子，然後全家一起出國進修，接著把家人留在美國或加拿大受教育和生活，男醫師則自己一個人回台灣工作。病人的期待、社會的既定印象、加上沒有被培養過休閒習慣，對他們來說所謂「簡單的生活」就是選擇「從早工作到晚」。我們開始常常聽說，L主任那一輩的某位男醫師在工作時倒下，或者剛想退休，計畫把醫院交給兒子接手，卻發現自己得了罹患癌症，沒機會「休息」就永遠離開了，或者，在大醫院或醫學會爭地位爭了一輩子，但隨時間過去，已經逐漸凋零，又或者，他們全年無休地守著自己的診所，直到發生某件事情讓他們無法繼續看診為止。相較之下，女醫師多半承擔著社會既定設定，大多必須撥出時間兼顧家庭，而陪伴孩子的期間，多少培養了一些自己的興趣。少有女醫師是丈夫和小孩出國，而自己獨自在台灣工作的，也少有女醫師的生活只有工作，又工作到生病倒下為止的，反而許多女醫師到了一定年齡，另外發展出新的興趣和人生目標。

我和關心他的Y學妹都知道，L主任不服輸的個性，和他這輩子的人生，就是這一個他從年輕就全心投入的工作職場，也就不再勸他考慮退休，去美國跟家人一起生活了。

半年前，Y學妹傳了LINE訊息給我（嗯，隨時代進步，工具不同了），「主任得了癌症，擴散了。」

看著L主任從學成返國，從新科科主任到系主任，到他生病，直到失去爭取專業領域各個組織領導地位的機會。後來每次我看著媒體上「仁醫視病猶親」、「醫師從不休息每天看診」、「醫師看病風雨無阻」、「早上六點就開始工作」這一類的報導，總想著，醫師的人生在沒有「醫療」這個工作之後，還有什麼呢？

「謝謝護士阿姨」

「謝謝醫師叔叔，謝謝護士阿姨。」不管是到幼稚園還是國小給小朋友們進行體檢，我都聽過老師帶著小朋友這樣子說，而且好幾次。這已經無關醫師或護士行業的差異，而是，醫師是女生，為什麼好像就不是那麼天經地義？

「你們升總醫師囉？」

這位年輕的G教授是公認手術開得極好的主治醫師，在我刷好手、備好病人無菌區，站在他對面時，他迸出第一句話。

「是。請多指教。」在手術檯上不能有太大動作以免污染手術範圍，我雙手依照無菌程序抱在胸口，向主治醫師致意。總醫師訓練是住院醫師訓練的最後一年，此階段會開始擔任較重大手術的主刀者或第一助手，例如全子宮切除手術或癌症手術。有病況嚴重的病人或者危急情況下，負責的住院醫師在尋求主治醫師意見和協助前，通常也先由總醫師來做後援指導。

「唉。未來半年我晚上沒得好睡了。」G教授露出無奈的表情。即使口罩蓋住了他的半張臉，我也聽出他語氣裡的奚落與無奈。

「咦？」我不懂他的意思。

「你們這些新的總醫師，刀開得不好，常常手術止血不確實，半夜我都要因為內出血被你們找回來重開。」他只差沒有翻白眼給我看。

我說不出話來。剛開始擔任總醫師職務的第一天就這樣被奚落，又不敢對主治醫師辯駁。心裡暗暗決定，你等著瞧，這一年我不會半夜叫你來。

「唉呦你這樣綁線，病人要是出血而死，都是你害的。」G教授看著我還不夠純熟的動作，隔著口罩，完全不留情面地批評，「真是造孽。」他一邊示範給我看，一邊說。

手術結束，我跟開刀房姊姊把所有剩下的外科縫線帶走。在晨會聽報告時，把縫線從會議桌縫隙拉出來，練習綁線；在值班室跟同事一邊聊天，一邊手不停地練習綁線。之後每一檯手術結束，我都把剩下的線帶走，就算在疲累至極、落入珍貴的睡眠狀態前幾分鐘，也繼續練習綁線。我要綁得又確實又快又好才行。我練了半年。一直到在手術檯上，沒有任何一位前輩醫師有意見為止。

「都當總醫師半年了，怎麼還處理得這麼不好？」子宮切除手術要處理雙側的血管和組織，主治醫師擔任第一助手，我站主刀醫師位置，但其實除非主治醫師完全信任我，才會讓我從頭處理到尾，不然都是兩人一起完成左右血管和組織的止血、縫綁和切除。

「你看這邊，我切除和預留縫綁的組織比較足夠，你那一側一定會綁不好而出血。」G教授一邊下針一邊說。

被說處理得不好，我的眼淚在眼眶裡打轉，一早只以黑咖啡果腹的胃絞痛得緊，但如果這時候就下了開刀檯，只會讓他認為我能力不足還逃避。趁他正在綁線處理時，我抬起頭，讓眼淚沿著鼻淚管「回去」。這時候不能掉眼淚，掉眼淚會因為「污染手術傷口」被趕下手術檯的。況且，剛剛在我這一側切除和預留縫綁組織的，是G教授自己，不是我。我沒有反駁。我只是默默記下，以後手術時要記住這個訣竅。

總醫師這一年，每一檯手術開始前，我都再三比對門診記錄、住院記錄、刀房登記手術資料，備好病人基本資料，手術前檢驗報告。這是所有手術室團隊必須依照標準作業流程完成的程序，為的是確保病人安全。但我的態度是，只要是我經手的病人和手術，我一定自己再次確認，甚至把重要的檢驗報告記在腦袋裡，如果手術中主治醫師問起，我一定可以在其他手術團隊回答之前提供出來。甚至在某次並非我負責的手術前，發現了門診護理師互相貼錯的兩本病歷，即使這並不影響手術處理。

教學醫院的手術，通常由住院醫師先做準備，有時候先打開病人腹部，把手術病灶或視野準備好，主治醫師再上手術檯，與住院醫師一起完成病灶切除。多數手術重要程序完成，沒有明顯大量出血情況後，主治醫師就先離開手術檯，出手術室向家屬說明手術過程，出示手術切下來的檢體，說明病情。而接下來逐步將小出血處止血、逐步縫合腹壁、縫合皮膚以及蓋上敷料等等，就是住院醫師的事了。

有些手術，主治醫師在下開刀檯前說，「差不多了，你們就關肚子[8]就好。」

我們嘴上應好，看著還在滲血的部分其實並不放心。

主治醫師離開開刀房之後，拿開壓迫止血的紗布，「來，suture（縫合），我這邊補強一下。」我伸手向刷手護理師[9]要器械和針線。把幾個不放心的出血點，一一縫好，止血。

擔任總醫師一整年，我沒有半夜找主治醫師回來處理過。一直到我自己擔任主治醫師十多年，我也沒有任何病人因為手術過程處理得不好，半夜再推進開刀房補救過。

不要挑戰我。我會證明給你看。

女婦產科醫師的出路其實很廣，在中型醫院，願意輪班接生的話，病人會很多；在診所，單純排班門診，生活品質好，不需要半夜接生，不需要顧住院病人，收入其實跟在醫學中心差不多。

某次藥廠廠商問我，「林醫師，你家很有錢嗎？」

「哪聽來的啊？我開的是六年的國產小車欸。」我詫異。

「哈哈哈，」廠商笑了，「那你就是另一種，叫做不愛錢。」

「怎麼說？」

「女婦產科醫師留在大醫院工作，一種就是家裡有錢，不在乎收入，一種就是不愛錢，喜歡挑戰。」廠商說得有點誇張，不過好像也不太偏離事實。

是的。我喜歡挑戰。而且，我不服輸。

我在住院醫師時期拿了一個碩士學位，研究醫師[10]時期再拿一個，主治醫師時期則繼續攻讀博士。曾經有位學士畢業之後以大量研究和論文發表而一路升任教授的前輩醫師跟我說，「你為什麼不像我一樣認真做研究寫期刊呢？我每天晚餐後就會關進房裡，寫期刊文章。」

我笑笑，「學長，我沒有老婆幫我煮飯洗衣帶小孩拿西裝送洗外加處理各式帳單啊。」

雖說關起房門好好做學問不是做不到，但是男醫師通常難以理解自己的生活、學術和臨床地位是建立在家庭其他成員的付出與支持上。這總讓我覺得，那些獲得醫療奉獻獎、有卓越學問的醫師們，是否想過他們的成就應該多數歸給自己的妻子？

台灣全部的醫學中心院長都是男性，各縣市醫師公會理事長也都是男性。女性或許從未被鼓勵參與公眾事務，也從未被支持爭取權力，更何況醫師這一行，雖說實力大於一切，但是多少社會與家庭照顧的壓力仍由女醫師承擔著，而所有公領域與體制內的遊戲規則都不利於男女平等競爭。在性別刻板印象下，女醫師必須比男醫師更下苦功、更努力，才能獲得病人的信任和職位的升遷。

臨床能力需要的，是足夠的專業、正確的邏輯思考、充分的經驗、好的團隊合作，還有極大的耐心與同理心。這幾樣，哪個跟生理性別有直接相關？沒有。但是除了婦產科女醫師因為病人與家屬的性別選擇稍佔優勢之外，其他科對女醫師的心態，要不就是把女住院醫師看成其他醫事人員，要不就是癟癟嘴說，「查某醫師喔？甘有法度？」

專科醫師考試剛好是我在友院接受次專科醫師訓練，以及碩士班要提出碩論計畫的同一個學期。在學校宿舍裡，我為了閉關苦讀，把網路關掉，照著規劃的讀書進度準備考試進程。念到半夜累了就趴在桌上睡，白天照常到醫院受訓。因為久坐與睡眠不足，下肢水腫到鞋子幾乎穿不上。每隔幾天，完成了考前複習的應有進度，才躺上床睡久一點。好幾個月，過得都是這樣的日子。

等到終於考過了，確定自己五年來的訓練結果合乎專科醫師的資格，母校醫院的董事長跟我談，「你學的次專科符合醫院的評鑑需求，下個月回來上班。」接著我一邊從學校宿舍打包回家，一邊還得去把幾個月沒空修剪的頭髮處理一下。

「讓我看起來老一點。」在美容院椅子坐定，我跟時髦的髮型設計師提出這樣的需求。她大概從來沒遇到客戶這樣要求的吧。當病人或家屬說「你好年輕喔，看起來像學生」的時候，千萬，千萬不要覺得開心，這句話代表的，是他們不信任你。家屬背後沒說出來的是，「不知道畢業多久了，行不行啊？」「還是去問問隔壁辦公室的小玉，她上次是在哪裡看的吧。」「就跟你說去人家介紹的那個教授那裡看，你看這個這麼年輕是會什麼啦！（扯袖子）」

什麼時尚雜誌說今年流行粉嫩春裝，什麼短裙或甜美可愛風的髮型，要成為不被性別和年齡刻板印象所傷害的女醫師，在還沒獲得一些頭銜和名氣之前，至少要讓自己「看起來夠老」。

住院醫師那時期，許多同事開始進入婚姻，也開始生育計畫。某天夜裡我做了一個夢。夢裡的我一如平常，在病房旁的值班室裡查閱專科參考書籍，想找出標準的個案治療計畫。我掌心內多了一個小娃娃。在夢中，那是我的小孩，至於尺寸為何離譜的小，和我到底怎麼生出了一個小孩，夢中當然沒有交代。

電話響了，病房產房都找我。我把小孩跟手機一樣放進住院醫師短白袍的口袋裡，就奔出值班室忙碌去了。這一忙，又忙了一整天。臨到下班我才想起來，「小孩在我的口袋裡！」

當我伸手到口袋裡，從聽診器、口袋參考書、手機、筆記紙條之中撈出「小孩」時，它已經支離破碎。

我不知道男醫師們是否曾經有這樣「我無法好好照顧小孩」的夢境。十多年過去，夢中的驚恐與悔恨，和無法兼顧育兒、工作和學習的困難，對我來說是個再真實不過的噩夢。

女醫師從小就是「好學生」，好學生的習慣就是拚命努力，哪裡被扣分，就哪裡重新翻書畫重點。不論什麼事情，我們都不願意認輸。問題是，人生裡有很多事，不是拚命努力就可以成功的。人生裡的很多事情挫敗，不是檢討重來或多練習幾次就可以不再挫敗的。當牽涉到人與人之間、牽涉到情感與信任、牽涉到社會與世俗壓力，哪是「自我檢討」、「咬牙努力」就可以不再失敗的？

我是開始當主治醫師之後才看開這一切，又或者是從我的病人身上看到這一切？

也許都有吧。

8 逐步從腹膜一層一層縫到皮膚，稱為「關肚子」。

9 開刀過程中，至少會有一位護理師負責在無菌手術範圍擔任遞送器械、針線等動作，稱為刷手護理師；另外有「流動護理師」，處理非無菌區的工作，例如清點用過的紗布、提供臨時需要的器械，以及聯絡其他科室等。

10 住院醫師訓練結束，主治醫師之前，有些科另設研究醫師，多數歷時一到二年。

第二部

實習

內科、外科、婦產科、小兒科被稱為四大科，而復健科、耳鼻喉科、眼科等，以前俗稱「小科」，但在健保制度影響下，過去十多年來，逐漸成為最熱門的科。實習的第一或第二年，依規定在四大科和特定小科要有一定學習時數，而內科及外科因為包括次分科，所以至少各實習三個月，除此之外也可以意願選修其他科。

在當年沒有完善的訓練制度時，很多重要的臨床技術，都是護理師教我們的。其實除了幾個資深的護理師，許多護理師根本跟我們年齡差不多，甚至更年輕，但她們有些已經在急診室工作了三、五年，臨床經驗甚至比一些住院醫師還豐富。

實習時我是組長，其他組員都是男同學。在學校成績好壞，跟在臨床的學習能力和表現，不見得相關。即使懵懵懂懂，生嫩到「菜蟲掉滿地」，但在病人和等待被完成的工作面前，大家都盡了力，一邊學習一邊做事。

進醫院實習之前，聽過「護理師對男醫師比較好，會欺負女醫師」的傳言，不免有點怕怕的。那又該怎麼辦呢？就老老實實的，好好工作啊，對護理站的護理師學姊們，禮貌請教啊。我們這批實習醫師也算老實誠懇，該接病人、該調X光片[1]都乖乖做，對護理師們也都恭恭敬敬地稱「學姊」。

「學姊，十二床要換藥了，你有空跟我一起去嗎？」

「學姊，我點滴打了五次都打不上，可以幫我嗎？」

實習之後，我覺得現實並不如傳言，倒是有男醫師為了要追求護理師，有特別對護理師獻殷勤啦。我們其他人不是同學們的菜，也就認份好好工作就好。

雖然也有不少實習醫師白目到讓護理師姊姊們氣到「每隔一小時叫他起床處理醫囑」，不過，護理師多半對實習醫師很有耐心，甚至幫忙肩負了實習醫師的基本訓練。說實在的，護理師真的是實習醫師很重要的老師。

另外一個重要的學姊，則是當時婦產科的總醫師W，也是我那屆總醫師的唯一一位學姊，她不只要負責全科行政事務協調、執行重大手術、輪班值班業務，還要讓我們這群菜鳥實習醫師盡速進入狀況，好讓我們完成該有的工作和學習。她的超級強大，讓人覺得「女醫師就是要像這樣」。

我第一年實習的第一科就在婦產科。我身為組長，當然以身作則，把自己排在第一個輪值班。上個週末還在學校讀共同筆記的醫學生，這週就變成醫院裡最基層的第一線，這挑戰真的是世界級的大。我連病房在哪，門診在哪，X光室在哪都搞不懂，晚上就要開始值班了。

「Intern[2]！產房接生。」call機顯示的是產房分機，回撥時護理師只丟了這一句，就掛了電話。幸好產房就在值班室那層樓的轉角，不然值班第一天，我還沒弄清楚各科室的配置。

實習醫師必須比住院醫師早進入產房或開刀房準備，主治醫師又在住院醫師之後到，這是醫院的倫理慣例，所以我一掛上電話，就往產房衝。

「我是這梯的intern。」進到產房門口，產婦已經躺在產檯上，因為緊張和疼痛，不斷發出尖銳的叫聲。

護理師轉過頭看了我一眼，「Intern快去戴手套。」糟糕，早上剛到科內，雖然隨著總醫師繞了一圈，也學了一下怎麼戴手套。可是，才演練過一次，而且現在就要上場了，這下緊張了。

孕婦尖叫得非常淒厲，護理師也在一旁對產婦大聲說，「不要亂動！你會摔下來！」

「好了，我來了，不要緊張，不要叫，你把體力拿來用力！」總醫師學姊W這時也進了產房，邊安撫產婦，邊開始戴上手套，「Intern，動作快啊！」

「好！」我照著早上學的，把無菌手套包裝打開，小心戴上右手，注意無菌面，戴上左手，呼，順利！嗯？那包裝無菌手套的紙套怎麼辦？實習醫師是最菜的菜鳥，戴完手套就把垃圾亂丟好像不太好，嗯，先把它拿去丟掉吧。

「Intern！你在幹嘛！你污染了啦！」W學姊尖銳的聲音把我嚇呆，我一動也不敢動，傻在原地。

接生過程必須保持產道外乾淨，此時實習醫師或住院醫師會先用優碘幫產婦的會陰部消毒，再套上無菌單巾蓋住腹部和腿部，這時這些範圍屬於無菌區，必須戴上無菌手套才能碰觸。而戴上無菌手套之後，就不能再接觸「非無菌」的區域，這是鐵律。醫院中工作自有分工，各司其職，去考慮「這部分我來幫忙吧」反而常常會干擾其他人的運作流程。結果那一天，我就一直傻在原地，什麼忙也幫不上，只能看著護理師幫助W學姊完成接生斷臍和縫傷口等流程。

接下來的內科實習，是實習醫師的極大挑戰，我們必須在早上七點半晨會之前，完成所有需要抽血的採驗，以方便晨會之後主治醫師查房時，有檢查報告可以參考；如果抽血技術不佳，又有許多床要採檢，幾乎是清晨六點多就要睡眼惺忪地起床，拿著一盤一盤的抽血試管和工具，病房門一間一間敲，喚醒病人。輪值小兒科病房時，一樣要在七點半晨會之前，完成新生兒的腳底血採樣，然後一一完成離心，或是塗在檢查濾紙上。只是這些「病人」不只完全無法溝通，要不就大哭，要不就緊閉著嘴不肯接受檢查。實習醫師一樣睡眼惺忪，一一確認需要檢查的小寶寶，鬆開新生兒的包巾，握好小腳跟，擠血和採樣。採樣完成後，手忙腳亂把包巾再包回去。有時候沒處理好，離心機打開，好幾管毛細管裡面的檢體飛光光，欲哭無淚，只好再回去採樣一次。無端被戳兩次腳跟的小寶寶，應該比我們更欲哭無淚。

不論內外婦兒哪一科，都是手忙腳亂地完成晨會前的工作。回到晨會，要報告前一日新住院的病人病史和診斷臆測，通常這時候實習醫師因為專科訓練還非常粗淺，多數都是被總住院醫師「修理到釘在牆上」。一整組同學不論報告個案或是照顧病房病人，以及趕著完成檢體或補充點滴，總是要互相補位幫忙。一起實習，最後總會磨鍊出革命情感。

接下來的急診實習，是個步調很快的科，有一部分的病人，能夠一到診就被診斷出來並且迅速處理，譬如外表可見的創傷；有些經過幾個檢查就能確定診斷然後給予處理，譬如X光確認骨折然後找骨科學長來打石膏；有些則在就診時並未有足夠確定診斷的資訊，需要一段時間的觀察之後，才能慢慢確認診斷，譬如本來覺得胃悶悶、肚臍附近痛痛的個案，可能在數小時之後，才出現盲腸炎的右下腹壓痛。急診有很多只要有好好念書就可以診斷出來的典型案例，也總有主訴[3]與後來診斷天差地別，或者病況發展出乎意料的案例。對於實習醫師來說，超有吸引力。喜歡挑戰和迅速處置，不喜歡和病人磨太久的個性，還滿適合急診的。

因為醫學教育政策的改變和病人權利意識抬頭，現在急診室第一線看診醫師已經是急診專科的主治醫師了，住院醫師頂多只能處理比較簡單的醫囑。我實習的年代，急診室裡多數由實習醫師擔任第一線，也就是說，從病人進急診、問診、開檢查、換藥、縫傷口、開藥，都是實習醫師先處理，較困難的個案才往上找住院醫師，或再往上找主治醫師。哪些是「較困難」的個案呢？骨折、多重創傷、昏迷或者需要急救的個案。如果單純只是發燒、肚子痛、跌倒擦傷的，會由實習醫師先做第一步處置，例如開立X光檢查醫囑、擦藥、抽血、觸診。另外，孩童和臉部受傷的個案，也要找主治醫師來處理，以確保品質。

早年實習醫師尚未如現在有醫學教育部管理實習業務，也沒有明訂訓練標準和工作保障，所以除了某些沒有住院病人的科別不需要值班之外，輪到值班時，從下午五點例行工作下班之後，到第二天早上八點上班之前，值班醫師常常是call機響個不停，運氣差一點，半夜兩個病情不穩定的病人，再加急診室收三個新病人住院，絕對就是不用睡了。

「我昨天整個晚上call機都沒響，還以為它壞掉了，我還自己call自己看看。」實習時莫名運氣好的同學，常常會做這種動作。傻傻的，卻也有點悲哀。

我還記得我的第一件創傷個案是跌倒掀起一層皮。消毒清理之後，我依照急診的慣例用線[4]，幫忙把傷口縫合。因為剛好是急診最忙的上下班交通尖峰期，我和學長各自分工，護理師協助我，也就一針一針縫好了。

後來一週，如果碰到需要縫合的病人，我也就照著消毒、打局部麻醉和縫合包紮程序，一一完成。一直到某天我縫完了一個臉部有撕裂傷男性傷口，護理師湊過來看到，「啊，臉部傷口要叫VS處理欸。」

縫完最後一針剛剛打好結，剪掉多餘線頭。「啊？」我這才有空抬起頭來。

護理師看一看已經處理好的傷口，「嗯，你處理就可以了。沒事。」

「傷口縫得不錯」，是在醫院中最資淺的學習者，能從學長姊口中獲得的極大肯定。而這種「你做得到，就放手給你做」的學習方式，對於實習或是專科訓練，都非常有用。可惜醫病彼此不信任，加上後來的教學方向也漸趨保守，學弟妹們逐漸變成「by order」，也就是病人的情況，都由主治醫師做決策和判斷，住院醫師或實習醫師只是負責執行抽血或是進電腦系統開藥品處方而已。其實，如果護理師在向住院醫師陳述病人病況時，學弟妹能藉此機會進行判斷評估，並向主治醫師提出醫療處置規畫，就可以學習自己的判斷評估有無盲點，以及醫療決策處置是否適當。

我開始擔任主治醫師之後，有些學弟妹跟我的對話是這樣的：

「學姊，你那個待產第三床在哭。」學弟說。

「……所以？」我說。

「她說很痛，在哭。」

「……所以你打電話給我，是要我去給她秀秀嗎？」

「呃……」

深吸口氣，提醒自己是個有教學責任的主治醫師，我回覆，「你該做的是，去看看她是一般的子宮收縮痛，還是有過度異常的收縮情形、產程進展是不是有問題。然後這個痛，是給放鬆劑可以改善的，還是可以跟她溝通打painless（減痛分娩）可以解決的，或者產程已經出問題了，應該考慮剖腹生產。做完這些評估，我們討論怎麼做下一個醫療處置，才有意義。」

「喔。」

如果自己連基本功都不做，就算科內有再強的前輩，自己沒有經歷過那些思考判斷的過程，也是什麼都學不到的。更何況，護理師學姊們在單位中見多識廣，誰處理得好、誰哪方面不太擅長，她們比誰都清楚。大家共同的目標就是讓病人被好好照顧，資深的護理師若遇到認真的實習醫師，一定會從旁幫忙，也會提供很多臨床的「眉角」，讓實習醫師可以更快進入狀況；那遇到又混、程度又差的呢，護理師不但比誰都還嚴陣以待，更會隨時把主治醫師叫過來，「你來弄啦，那個intern不行啦！」

總之，我在實習的第二個月，就可以處理一般急診創傷縫合的個案了。我發現自己在處理外科傷口方面好像挺擅長，其實滿有成就感的。

每一個病人都是醫師的教科書。當各式各樣典型和不典型的個案教科書就在面前時，計較著「這不是我的工作」、「這種的我看過了」、「這應該叫學長處理的」，都非常合理合法，只是，非常可惜。

---

1 早年放射線X光檢查，拍完後是洗片子出來，放上讀片架判讀，實習醫師常被派去X光室追片子回急診室。

2 在各科輪值的實習醫師，除非特別優秀或特別怪，不然護理師都不會記得名字，只會直接叫intern。

3 Chief complain，白話說就是「什麼原因和症狀讓病人來求診」。

4 傷口縫線和針有因應不同需求的型號，不過實習醫師還沒能力選，就會使用最通用的慣例用線。

粉紅色羽毛內衣

「Intern，這個全套血，然後點滴要上什麼？」護理師一邊準備幫病人抽血，一邊眼神示意我開輸液。

「好，全套血，上一瓶生理食鹽水。」什麼是全套血、半套血、常用點滴有哪些、常用止痛藥有哪些，學長都已經記在桌墊下的小祕笈卡片上，好讓即使是才到醫院上班沒幾個月的超級菜鳥，也不被病人看出有多菜。我接到護理師的暗示，很熟練似地一邊寫醫囑單一邊回答，腦袋裡快速複習關於腹痛的鑑別診斷要做哪些檢查和排除診斷。

早上九點到十點半是急診的第一波高峰期，許多是上班途中出車禍或學校體育課跌倒一類的小傷。大概輪值一週，就能熟稔地進行基本傷口照護。白天通常內科急診較少，到接近晚上十點，肚子痛的就多了；過了半夜一、二點，開始有很多「特別」的病人。

當時的台中，剛好酒店文化盛行，一到晚上十點多，一般的店家熄燈，某條路上的霓虹反而亮起來。大樓門口總有西裝筆挺的「少爺」，或者穿著亮片小禮服和超高高跟鞋的「公主」，正在開啟另一種「生意」。因此到了半夜，來急診室的，要不是喝多了身體不適的，就是喝茫了被酒杯砸傷的，或是跌倒被碎玻璃劃傷的男人。他們渾身酒氣，吵吵鬧鬧，要打麻藥縫合傷口還要找警衛先生幫忙壓制。而女實習醫師這種時候不能示弱，不然整個急診室會大亂。

不知道為什麼，今天有許多在十一點左右因為「睡前覺得很不舒服，沒有掛急診不放心」的內科急診病人，急診室觀察床躺了八成滿。

一個年輕女孩，被一個西裝筆挺的男人扶著進來。女孩穿著誇張浮華滾毛海的白色大衣，很仔細的妝容，睫毛膏刷得長長睫毛（那年代還沒流行假睫毛）、粉紅色的眼影、閃著光澤的紅唇，身上散發濃艷的香水味，穿著極高的高跟靴，綁線一路捆到近膝蓋處。她皺著眉，臉色慘白。這個男人年紀也不大，看來大約二十出頭。在大半夜穿著黑西裝和白襯衫？什麼行業啊？

「她肚子痛，幫她打一針就好。」男人說話了，不太耐煩的語氣。看來這女生不是他女友。

「我都還沒檢查，什麼叫做幫她打一針。」我最討厭這種進醫院像在買飲料點餐的。護理師讓男人去掛號，男人嘟嘟囔囔地抱怨麻煩，轉頭過來問病人，「你叫什麼名字？[5]」

半夜三更陪著來掛急診，卻連名字都不知道？這是什麼組合？最後護理師拿初診單給病人自己填。她一手壓著上腹部，看起來很痛苦的樣子，一邊蹙著眉一個字一個字填，很像開學時在課本上寫名字的國一學生。寫到住址和電話那一欄，她就停住了，「這個一定要寫嗎？」

「那是假如有什麼問題，要聯絡你家人用的啊。」雖然她能神智清楚地進急診，看起來暫時不會有什麼問題。不過這是例行文件，護理師仍照標準程序跟她解釋。

這一解釋，她更不知道怎麼寫了，「啊，我家人喔……不要啦。」看她開頭寫了雲林縣，後面就不再寫下去了。

「趕快針打一打，回去上班啦！」那男人吼她，也順便是吼給我們聽的。

懂了，男人是酒店的「少爺」幹部，女生是酒店的「小姐」。

「來，你往裡面那張床躺上去，我檢查一下。」我不理那個男人，找了一張空的診療床，要女孩過去。她踩著超過十公分高的高跟靴，隨時要跌倒似的，走到急診室並排觀察床那側，剩下的唯一一張空床，鞋也沒脫（我看那鞋也難脫，算了），弓著身體慢慢躺上去。看得出來她真的肚子很痛。

「我來檢查你的肚子喔。你外套拉開一下。」天氣真的滿冷的，急診室又在大門邊，冷風陣陣灌進來。她乖乖拉開白色毛料大衣，裡面竟然只有粉紅色羽毛內衣褲！我嚇得趕忙幫她把床邊的隔簾拉起來。急診室隔壁床都躺著人，但她好像並不覺得有什麼不自在。不知是痛到沒辦法考慮別的，還是習慣了在陌生人面前裸露身體，或者說什麼就做什麼不敢不配合。我幫她把隔簾拉得更密，放低音量問她基本病史、月經日期等等，「晚上吃了什麼？」我猜這是重點。

「嗯，喝酒。」她的聲音沙啞，帶著台語腔調。這種沙啞的聲音，通常是因為反覆喝酒和嘔吐，聲帶受傷導致。

「空腹就喝酒喔？」我不太意外。

「嗯。」她點點頭，「我肚子好痛。」

上腹部的局部按壓痛，但沒有反彈痛，排除腹膜炎；沒有腹脹，腸胃蠕動稍快。典型的飲食不正常加上飲酒，胃炎合併胃痙攣。

「醫師，讓我在急診室休息一下好不好？我等一下回去他們又會叫我喝酒。」她拉著我的手。

「你來台中工作多久了？」我問。

「半年多。」她是個老實的鄉下女孩，「我好想回家喔。」

「你做這樣的工作，很傷身體啦。」除了這個，我還能說什麼呢？她會來到這個城市，做這個工作，也許多少是自己的選擇，但是，一旦踏入了，容易一直沉下去啊。她才二十一歲，看來頂多高中畢業就沒再念書，到台中這種大城市來闖蕩，尋找鄉下家鄉所沒有的繁華與機會。這個城市很多機會沒錯，但許多機會都是身體和血淚換來的。尤其那種最低廉的機會，就是女性的青春肉體。

「來，這床打一支buscopan[6]，抽CBC/DC[7]加electrolyte[8]，上一瓶Normal saline（生理食鹽水）[9]。」我把簾子拉開一個小縫隙走出來，留她在裡面，至少讓隔簾給她一點點的保護。就算只是心理上的也好。

黑西裝的年輕男人在急診室外面抽菸。

「她胃痙攣，我給她打個藥，留下來觀察幾小時。」我沒打算讓他討價還價，我說了算。

那男人悻悻然地離開。大概是去回報這「小姐」今天晚上沒辦法繼續上班了。我其實擔心她會被處罰扣薪，不過，她現在需要的，只是幾個小時被好好對待。反正，她會被扣薪水的理由，一定還有許多比「被送急診」更不合理的，不差這一項。甚至，我和她都知道，她下次肚子痛被送急診的機會一定會降低，她很可能一邊肚子痛還要一邊喝酒，只因為這次「送急診之後就被她躲掉」。不過，人如果每次都能做理性的判斷與決策，她也不可能落到像今天這樣在大衣中只穿著內衣褲，因為喝酒喝到胃痛來急診的局面。

止痙攣藥的效果滿快，大約二十分鐘之後她的疼痛已明顯減緩。抽血報告四十分鐘後回來，畢竟是年輕人，即使明顯是日夜顛倒的喝酒生活，基本的指數都還在正常範圍。「比較不痛了喔？好，躺著休息一下，點滴滴完再回去。」我摸摸她的頭，低聲跟她說。

我大她不到五歲，相較之下，她卻像個小孩子。我把點滴的速度調到最慢，這樣她可以睡久一點。

「好。」她閉上眼。白色毛大衣為了方便打點滴，脫了一半，露出左邊整條胳臂。護理師幫她帶了床棉被過來，蓋住她裸露的身體。

後來每次晚上經過醫院附近，看到那一個又一個「五百暢飲」、「粉紅體驗」的霓虹招牌，我總想起那個白色毛大衣，超高跟靴，裡面只穿了粉紅色羽毛內衣褲，鄉下來的女孩。

你後來，過得好嗎？

---

5 當時健保卡還是紙製，民眾也還沒有隨身攜帶的習慣。

6 止痙攣藥物。

7 供血球計數和白血球分類用。

8 血清中幾個重要電解質。

9 打生理食鹽水有時是為了補充水分，有時是便於給藥，或者，是讓病人乖乖躺著休息。

剁手的女人

割腕自殺是早年連續劇裡很愛演的橋段，一直到進醫院工作之後才發現，現實中割腕的人出乎意料得多。

實習醫師和住院醫師的值班，是從當天下午五點半，輪值到第二天早上八點，所以如果白天實習單位是急診，晚上也可能接著輪值急診，要是碰上人力比較不夠的時候，甚至可能在輪急診室的同時還要上急診刀，意思是輪值急診的實習醫師也要進開刀房擔任緊急手術助手。所以常常病人進急診時第一個去處理的醫師，也是後來病人進了開刀房之後擔任助手的醫師，有時日後輪值病房時，還會再遇到急診進來開刀的那個病人。

晨會結束，我帶著我的急診小手冊到急診室輪班實習。早上九點多照例是急診和門診都很忙碌的時刻，上班尖峰時間車禍的病人不少，簡單的只需處理傷口，麻煩一點的得照X光排除骨折。就在這忙亂的時刻，留院觀察床傳出了很響亮的罵人聲音。

我從眼前正在縫合的膝蓋撕裂傷口抬起頭來，看見一個胸前大片黑色污漬的女人。

那女人坐在留觀床上，一手吊著點滴，一手不停揮舞，非常生氣的模樣。她相當肥胖，不過三十多歲，但因為體型和凌亂的頭髮，還有隨便套著上下半身不同套的寬大運動服，看起來比實際年齡老些。她在罵的，是坐在她床邊，低著頭不說話的男人。

男人瘦小，背對著我，看不出面貌。簡單T恤和工作褲打扮，或許因為在人來人往的急診室被女友罵，他整個人像染上一層灰色，感覺不出這個人的個性，只覺得，暗暗的。

女人不停大聲罵著，「還不是因為你！不然我也不會……」她還插著鼻胃管，後面罵的內容含含糊糊聽不清楚，總之就是在對男友生氣著。

女人的鼻胃管整條烏黑，罵人時鼻胃管在鼻子下方晃來晃去，遠看就是一根黑黑的東西從鼻子伸出來，伴隨著她的語氣動作，甩動著，有一種滑稽的感覺。

她前一天半夜因為吞了大量安眠藥被送進急診[10]。半夜值班的學長，幫她插了鼻胃管，灌活性碳進去洗胃，所以上衣胸前被活性碳沾得烏黑，鼻胃管那黑色也是因為活性碳。

她罵人罵得中氣十足，看來昨天晚上的藥物過量，應該沒事了。我繼續縫合眼前病人的膝蓋撕裂傷，耳朵想聽她男友到底是做了什麼讓她這麼生氣。急診室忙碌的各種人聲、器械碰撞聲、換藥推車和輪椅經過的喀噠聲，她有點沙啞卻稍低沉的大聲喊罵，全混在一起成了背景音。

隔天晚上輪值急診的還是我，還好忙碌程度普通，偶爾幾個肚子痛和發燒的，抽血檢查上點滴，或者灌腸之後觀察一下，都還算平靜。過了半夜兩點，正想偷空回值班室補眠，「Intern，有病人。」才剛走到電梯口，急診室裡又找我。

咦，有點面熟。雙下巴，胖胖的身體，凌亂的頭髮，氣呼呼的臉，有點沙啞而低沉的聲音。是那個因為吞安眠藥自殺，被送來用活性碳洗胃的女人。原來中午的時候，學長看她沒什麼事，讓她出院了。她的男友，早上在她床邊低頭不語讓她罵著的那一個，一樣陪著一起來。

「現在是什麼問題呢？」護理人員先靠近那女人做檢傷分類[11]。

她伸出左手，前臂手腕處包著一大坨毛巾。護理師把毛巾輕輕鬆開，胖乎乎的手臂靠近手腕處，一個整齊的斷面，呈現出「開口笑」的樣貌。血管、韌帶、肌肉都斷了。這不只是割腕啊，這根本就是剁手。她自己拿菜刀弄傷的。護理師不用等我開醫囑了，直接讓她躺上留觀床，備好整套術前血液檢查，打上點滴，聯絡整形外科，安排手術。

她又因為自殺躺在急診室了，二十四小時之內，第二次。她真的是一個非常強壯的女人。早上因為藥物過量洗胃，晚上自己把手剁到斷了一半，卻還是精力充沛，一點不舒服的樣子都沒有。這次換右手吊著點滴，抬高的左手壓著紗布和繃帶避免繼續流血。她坐在病床上，跟早上一樣的姿勢，繼續用沙啞低沉，而且一點都沒有減損聲量和力氣的聲音，罵床邊那個一句話都沒說的男友。

以她這樣一天之內兩次自殺，應該要會診身心科，提供進一步諮商輔導，避免再發生憾事。只是像她這樣外觀長得粗壯，在急診室又一直是強勢罵人的那一方，完全不符合刻板印象中「情感受挫尋求自殺」的女性形象。而那個一直默不作聲的男友跟她之間到底發生了什麼事，我們一無所知。我們只覺得急診室的那一幕有點滑稽，可是，除了把她胃裡面的安眠藥洗出來、進開刀房把她的手臂接回去，我們真的無法多幫他們一點什麼嗎？

或許我這個小實習醫師沒能做些什麼，但是，整個醫療團隊其實應該要更有警覺。如果她早上吞安眠藥洗胃之後，有心理師給予諮商和情緒支持，或是精神科醫師給予一些情緒穩定的藥物，是否她就有可能不會割腕呢？而她割腕之後，也只是由外科縫合了傷口，但她和男友的關係，不可能跟著自動縫合，那是否又會有下次衝突和自殘行為呢？會不會最後假戲真做，發生無可挽回的傷害呢？

因為病人的空腹時間不足，生命徵象也穩定，手術延到早上八點之後。多數全身麻醉手術，若不是非常緊急，一般希望病人能夠有八小時以上的空腹時間，也就是至少有八小時不攝取食物和水。這是為了避免手術過程因為麻醉可能造成嘔吐，而使胃內食物造成吸入性肺炎的風險。

我偷偷鬆了一口氣，因為這急診刀再跟上去，我整夜就沒機會睡了，但也有點覺得可惜，沒機會去看這檯接血管和韌帶的手術。

兩天後遇到輪到那檯手術的S同學，他也對於那隻胖乎乎的手臂切了那麼大一個傷口嘖嘖稱奇。其實實習醫師在這種接血管和神經等細微手術的手術檯上，常常都只有幫忙拉勾的份，也就是幫忙主治醫師和住院醫師用器械撐開手術範圍的皮膚和組織，讓主刀者有比較好的視野和工作空間。但那個手腕傷口左右站一個主治醫師和一位住院醫師，視野也就差不多滿了。

「吼，我後來值班遇到的那個更扯！」S同學總有特殊病例可以講得活靈活現。

「是怎樣還能比手剁一半的更扯？」

「割了四十幾條傷口的。」

「啊？」我訝異的表情，讓S同學頗有成就感。

話說那天S同學值急診班奮戰到半夜十一點多，抽空上值班室泡碗泡麵當遲來的晚餐。不過五分鐘，麵剛泡好，急診室就找他，「Intern，有病人喔！」S同學是個認真的人，立刻泡麵端著進電梯，從七樓值班室到一樓急診室的時間，他就把整碗麵吞完了。

「這兩天怎麼割腕的這麼多！」護理師遞上手套，陪S同學到病人留觀床旁邊。三十多歲女性，雙臂內側，深淺不一，總共四十幾條割腕傷口。很典型的女性表態型自殺。這樣的傷口對實習醫師來說，真的不知所措。輪值主治醫師出馬，「嗯，準備縫合包。學弟，我們一人一邊。」留觀床雙側各擺一個處理檯，蓋好消毒單巾備好換藥包，S同學就這樣跟主治醫師一人一個手臂，一條一條傷口縫合。S同學一邊埋頭縫著，一邊因為只花一分鐘就吞進肚子的泡麵，開始胃痛了起來。最後他忍著滿頭大汗，和不斷痙攣的胃，花了快一個小時，終於跟主治醫師一起把傷口都處理好。這也是一種實習醫師日常。

10 當時安眠藥尚未列入管制，容易取得，因此仰藥自殺時有所聞。

11 急診室在掛號前，會由護理師針對病人做基本詢問，先判斷是內科急診或外科急診，方便分科醫師處理，更重要的是，確認是否有立即的生命危險需要緊急處置。

陸橋

「Intern！CPR（心肺復甦術）！」電話直接撥上值班室，接起來只有這句話。我立刻驚醒，套上醫師袍，衝下急診室。救護車剛送來病人，擔架直接抬進急救室。急診室外救護車的紅燈還在閃，走廊上映著血紅色的光。

病人到院前就已經沒有呼吸心跳，護理師們開始在她的四肢找血管試圖打上點滴，建立輸液和藥物的途徑。值班的住院醫師學長O跳上推床，開始進行心肺復甦，實習學會的臨床急救還不多，只好幫忙遞器械、寫檢查單、領血單、準備送檢查和去血庫領血。

「學妹，換你來！」O學長要到急救室外跟家屬談話，換我上去做心肺復甦。我立刻跳上床，CPR是大一參加急救訓練就學過的，扎實的一下、兩下、三下，依照標準邊數邊按壓。護理師在她身上接了心跳血壓的監測儀，我一邊按壓，一邊看著監測儀銀幕，她的心跳一點自主反應都沒有，一停手，顯示的就是一條平平的線。

「嘿，我需要替換喔。」CPR很耗力，沒幾分鐘我已經滿頭大汗，雙臂發抖。

「好。」護理師立刻過來，接手繼續CPR。

救護車送進來時只顧著急救，現在才有空瞧一瞧病人。是個年輕的女孩。年輕的身體，現在卻軟綿綿地躺著，一點反應都沒有。很清秀的一張臉，烏黑的短髮一部分因為乾涸的血，雜亂地黏在額頭，雖然蒼白，還是看得出來是個皮膚白皙、面容姣好的年輕女孩。雙眼緊閉，表情安詳。穿著一般的家居T恤，露出的白皙雙臂，已經分別打上兩條輸液，還有數個緊急檢查時採血的針孔。

「Bosmin再一支！」看著完全沒反應的心跳，O學長不斷要求加藥。我和護理師輪流胸外按摩沒停過。另一位學長E幫忙建立了氣管內管，「好！」他抽出導管，固定住氣管內管，護理師立刻接手，用按壓幫浦把氧氣打進她的肺裡。監測儀銀幕上，心跳還是沒有回來。銀幕上凌亂的線條上上下下，是急救時一次又一次的胸外按摩，一邊按一邊數著「一下、兩下、三下……」監測器隨著測不到血壓和凌亂的「心跳」，不斷發出「噹噹」的警示聲。到院前死亡的個案急救，讓我們無暇抬頭看一下旁邊一起參與急救的同事是誰，各自忙碌著。機器警示音、醫師持續喊著注射各式急救藥品、護理師回應醫囑、點滴架和各種器械碰撞的喀鏘聲。彷彿混亂，又井然有序。

我走到她頭的那一側，不知道為什麼，想幫她收攏散亂的頭髮，這時我摸到她的後腦勺。

「學長……」我喊住旁邊指揮急救的O學長，「她、她後面腦袋全碎了……」

急救程序沒有進行很久，O學長宣告了她的死亡時間。像是打過仗一樣一團混亂的急救室，剛剛的吵雜突然安靜下來。

跟家屬說明和寫診斷書、死亡證明書等等，是身為住院醫師的O學長的權責。實習醫師能做的，只有跟護理師一起，幫她把身上各種管線拔除，清理一下冒血的針孔。

第二天早上看到報紙。第一志願的高中女生，跟已婚男友談判之後，由陸橋上一躍而下。

第三部

我一度考慮以精神科做為我的專科。

台灣的醫師，在行醫的路上，畢業前後要各考一次國家考試，通過後才可拿到「醫師執照」，執行某些醫師業務。接著，依據自己的興趣和特質，選擇國家認定的專科，在具備核准條件的醫院，接受「專科醫師訓練」，完成不同專科所規定的訓練內容及年資，再通過該專科的「專科醫師考試」之後，才能執行特定的專科業務。所以說，醫學系七年加上專科醫師訓練，等於到了獨當一面時，都快要三十歲了。那麼拿到專科醫師就輕鬆了嗎？當然不是，我們平日需要自主閱讀期刊進修，學習新的治療研究資訊，還有每幾個月一次的「專科醫師繼續教育」，加上各特定議題的研討會，還有每年一次的「專科年度研討會」。這還不夠喔，這些課程時數，如果在一定年度之內無法達成規定時數，連專科執照都會被取消，必須重來。因為要經過這麼漫長的專業訓練程序才能「出道」，專科的選擇因此非常重要，你必須選擇自己喜歡或是拿手的專科，或者，可以符合自己想要的生活型態的專科。

前面提過，醫學生的實習有三個月期間可以依意願選修其他科，我六年級時輪到精神科實習一個月，七年級時又自願選擇在精神科實習一個月。

實習醫師在精神科能做的事情不多，開藥部分頂多可以給一些皮膚用藥或簡單腸胃藥，其他的治療都完全無法處理，另外則是通常要負責撰寫住院病人的住院病歷、住院期間的病程記錄，以及門診的初診記錄。精神科是少數可以用中文寫病歷的科，畢竟，要用英文寫「病人今天表示他是玄天上帝派來監控李登輝的」、「病人一直盯著牆上的洞，他說在跟外星人溝通」，太困難了。

進入精神科急性病房的病人，通常症狀十分嚴重。譬如被送進病房時全身脫光、喃喃自語無法自理的女性病人，完全脫離現實感、眼前看見都是鬼神的男性病人，或是因為嚴重憂鬱症連抬起手都沒力氣的阿伯。但實習醫師什麼都不會，只能幫忙記錄病人言行症狀，逐步從病歷資料看見病人的病況如何在改善。

有時候，病人因為躁症而稱讚「你很漂亮吶」，或是狂躁地罵著「你是混蛋」，平常聽見有人這麼說，一定覺得不太舒服，但在精神科裡，我們都知道這是因為他們正受疾病症狀困擾，所以不會因此有什麼情緒，而是一方面為他們脫離現實的各種行為言語覺得訝異，一方面又同情他們被疾病擾亂的人生。

因為在精神科看見了人間各種困境，且能在病人情緒最困擾的時候出手幫忙，我覺得精神科是很有趣的一個專科。

「老師，對於精神科的病人，我們可以治療到什麼程度？」我找精神科的D主任聊，想看看是否應該決定走這一科。主任是非常溫暖又敏銳的醫師，敏銳到我們有些困擾反而不敢找他聊，怕被他「看穿」。

「嗯，這些急性病況住院的病人，如果可以好好吃藥控制，會好很多。但是因為藥品的副作用和反覆發病的傷害，最好的結果大概就像你看到的日間照護病人這樣。」主任這樣回答我。

日間照護病人啊……那也是我們每天工作的一部分，就是在慢性日間照護病房，實習醫師會擔任職能復健治療師的小幫手，陪病人做做烘焙、畫圖、園藝。每天活動結束時，每個病人各自拿一杯水，排隊領藥，吃藥，再「啊——」張開嘴讓護理師檢查有沒有把藥藏在舌下或臉頰內部，待確認真的有把藥給吃了，就各自回家。

然後我想到之前接的一位初診病人，那個「我不知道為什麼覺得乩童會來抓我」而怕到發抖的削瘦高中男生，還有另一位因為藥物影響，動作較為緩慢而情緒平淡的日間照護慢性病人[1]。

我發現自己其實比病人更怕他們的疾病復發，甚至，看著一個人一生都被疾病所綑綁，這些都令我感到難以承受。最終，我還是選擇了可以開刀把病灶切除，分娩再久也幾天內可以完成的婦產科。

1　此指二十年前的情形，當時藥品副作用較大，而現今已進步到長期用藥控制的病人，許多幾乎與常人無異。

小兒科來的女孩

擔任住院醫師第一年的下半年，我就開始值急診班了。因為本科住院醫師有好幾屆幾乎是「一脈單傳」，學長姊的人數不足以支應每天晚上兩個院區的產房、病房、開刀房和急診室（偶爾包括加護病房）輪班，我們也就早早上線，開始輪值急診。而輪值的時數是，住院醫師的值班從早上八點正常班上到下午五點半，之後開始值班到第二天早上八點，然後接著上正常班，直到下午五點半。沒錯，連上三十三個小時的班。

半夜三點的值班室，電話響。「林醫師，我這邊小兒科急診。有個十三歲女生肚子痛來，我們問診時發現她月經過期一陣子了，可以會診你嗎？」半夜三點的腦袋在五秒內運轉了一下，「你們可以先請她留小便驗孕一下嗎？」當時醫院的檢驗報告系統不像現在這麼快，大夜班的驗孕報告至少要等三十分鐘才會出來。對一個才睡了兩小時的住院醫師來說，半小時也很珍貴。

真的很準，半小時後電話就打上來了，「林醫師，病人驗孕出來是陽性喔。」這下子馬上從值班室床上跳起來了。小兒科急診看到後來居然變懷孕個案，也太刺激。十三歲欸，光想到病情解釋的時候會有多麼雞飛狗跳，就覺得頭大。睡不飽的住院醫師今晚沒得睡了。我下樓開了超音波檢查室，急診室的護理師對我使了一個眼色，示意她身旁那個就是「懷孕的十三歲國中生」。

國中二年級女生，瘦高，皮膚有點黑，長得普普通通，頭髮是沒有染色的齊耳短髮，身上還套著學校的藍色外套。我想到我的國中同學，南投農家的女孩，在升學主義掛帥之下，被編在如同被放棄一般的「後段班」，歷史老師教數學、英文課變自習。她的學習沒有成就感，對於未來，主流媒體裡從來沒有她所認識的地方和職業，只有電視上看來繁華光鮮大城市的想像，而父母為了生計，無暇關注她那些「虛華的夢想」。她說未來想當歌仔戲演員，那是她唯一能讓自己感覺光鮮美麗的工作。她在交友卡片上興趣寫「看海」，即使她從小生活在南投山村裡，這輩子根本沒去過海邊。

在我還剪著耳上兩公分的西瓜皮、聽到台中的國中學生光英文就要讀三本補充教材、怕身在南投的自己比不過而覺得焦慮的時候，我那「後段班」的同學，已經在她們的制服上修了腰身、燙出線條、改成短短的裙子，硬是吹出翹翹的高瀏海。後來某一天，聽說兩個女同學在某個週末，趁家裡大人都出門工作，跟兩個男同學double date，「各自開一個房間」。幾個月後，其中一個女同學懷孕休學。後來那個女同學和男同學結婚，老師們都收到喜帖，但是沒有人去吃喜酒。再過幾個月，女同學放學後帶著嬰兒來給以前同學看。我從當老師的媽媽那邊聽到這些故事，想像著她走的人生。如果她沒在十四歲懷孕，會有比較不一樣的人生嗎？會擁有如開展在我面前的那麼多可能性嗎？

小病人的媽媽是一個普通到怎麼回想都沒有特別印象的婦女。我向小病人和媽媽表示了自己的身分，又考慮到某些話可能不方便直說，我決定先不讓家屬進來，「你好，我是值班住院醫師，我要幫妹妹再做一個檢查，請媽媽先在檢查室外面等。」媽媽不知道會不會覺得這醫院怎麼這麼認真，半夜還看月經不調。

關上門，我請急診護理師協助小病人躺上檢查檯。「你有性經驗嗎？」我明知故問。

搖頭，「沒有。」不意外。對於這些年輕孩子來說，光想到可能受到的責難，她們就會決定隱藏一切。青少女對於非預期懷孕，通常會有很長的否認期，包括用各種理由說服自己「只是月經晚來了」，等到覺得不對勁，真的去驗孕了，通常已經懷孕數週，甚至有些青少女即使看到驗孕呈現陽性反應，依然會以各式理由否認，無法面對懷孕的事實和考量接下來的處置。然而，要求她們理解，如果提供醫師不正確的訊息可能導致很危險的後果，卻又十分困難。後來我總是跟學生舉這個例子，這個案例如果沒有因為我想多睡半小時，如果小兒科急診醫師沒有例行問她月經是否正常，或者如果小病人隨便回答了一個日期，那我們就錯失了發現她懷孕的機會。如果是正常懷孕，她很可能會一直隱藏到週數極大，再也藏不住為止。如果是子宮外孕，妊娠囊卡在輸卵管，那就是數週內可能發生輸卵管破裂，內出血致生命危險。

「可是你懷孕了欸。」我就直說了。

她沉默了。我再次問了月經週期、基本病史等等，來對照超音波檢查的結果。算起來她月經過期兩週了，但是子宮內沒有符合週數的妊娠囊。骨盆腔裡有一些水分的影像，某一側下腹有壓痛，無法排除是少量的內出血。這下子麻煩加倍，可能是子宮外孕。

「我請媽媽進來，我要跟她說你的狀況喔。」小病人做檢查的過程都面無表情。我這樣說，她也不置可否，不知道是不是嚇傻了。媽媽進檢查室後，我拉了一張椅子讓她坐下，「她懷孕了，而且目前的數據資料看來，很可能是子宮外孕。子宮外孕有內出血的危險，她可能需要開刀切掉破裂的那條輸卵管[2]。」我稍作解釋，不過住院醫師通常做初步診斷之後，確定診斷及處置要由負責的主治醫師來處理。這位媽媽果然臉色鐵青。半夜四點多，本來是帶肚子痛的女兒掛急診，結果變這樣。她沒有多問什麼，也沒有質疑什麼，甚至沒在我面前跟女兒有任何一句對話。

我聯絡了當值的主治醫師，填住院通知單、補完急診病歷記錄、寫好超音波報告單，理論上我對這個案的職責結束。看看錶，距離早上的晨會還剩三小時，我快速回到值班室躺下，只祈禱產房不要再有什麼要處理的醫囑。過兩天看到手術排程表，果然這個十三歲女生因為子宮外孕失去了一條輸卵管。

未成年的性活動，假如沒有保險套的保護，懷孕根本是早晚的事。而年輕女性是骨盆腔發炎感染的高危險族群，骨盆腔發炎引發的輸卵管發炎、受傷結痂或部分阻塞，就可能導致懷孕胚胎被卡在輸卵管而成為子宮外孕。以這樣的風險來看，我對於她剩下的那條輸卵管其實有些擔憂，畢竟她才這麼年輕，很有可能短期再懷孕，假如又遇到子宮外孕，那兩條輸卵管都被切掉，以後要懷孕就只能靠人工生殖做試管嬰兒了。

輸卵管切除手術不算大手術，住院大約五天就可以出院。住院期間，小病人床邊只有媽媽來照顧，爸爸在住院第二天被請來簽過手術同意書，然後就不見人影。聽護理人員說，爸爸非常憤怒，罵了小病人一陣。小病人一直都跟在超音波室診療床上一樣，默不作聲。才十三歲的女孩，捅出這麼大簍子來，連輸卵管都切了一條，傳統台灣父親不氣到爆炸才奇怪。至於「肇事者」，連個影子都沒有。

我開始擔任主治醫師之後，與家醫科合作「青少女生育諮詢門診」，每個月都有非預期懷孕的青少女要諮詢和處置。常常心疼著跟這些女孩說，你以為那個男孩對你好、很愛你，但是他沒有戴保險套，意外懷孕的是你，在你意外懷孕之後，要面對終止妊娠程序的是你，要面對可能的手術的是你，如果要繼續懷孕生產，承擔這過程的還是你。男生照常上學、打球、打線上遊戲。當然我也認為，男孩在這種事情發生之後的社會適應和心理協助，是相當缺乏的，在他們看似漠不關心或事不干己的行為背後，可能滿是不安與自責，而我們的社會一直還沒有去處理這一塊。

青少女非預期懷孕一直是許多國家的重大議題，畢竟青少女懷孕可能伴隨的是失學、輟學，之後所導致的就業困難、經濟弱勢；另外，青少女懷孕常因晚期才發現或者不願被發現而少吃，導致孕期營養狀況不佳，所生育的胎兒也較有胎死腹中、早產、胎兒低體重等併發症。台灣的研究也發現過去青少女懷孕之後，家人傾向奉子成婚，但因年輕婚姻或與丈夫年齡差異，許多都是離婚收場。

青少女非預期懷孕或生育，也有一些疏於照顧，甚至自行分娩後丟棄新生兒的例子，在媒體上總會喧騰一時，成為茶餘飯後閒聊的話題，但是社會大眾，乃至父母其實都很少正面討論性、避孕、避病等議題。所以現實狀況是，青少年在媒體或同儕文化影響下，早已有性的嘗試，但是除非「出事了」，不然不會與父母主動討論；而父母一方面擔憂，一方面猜測，但也鴕鳥心態地認為「我的小孩應該不會」，常常要等到那個「意外」在肚子裡藏不住了，才會出現讓大家又難堪又困窘的處境。

每天晨會照例要討論住院個案和處置狀況，這個十三歲的個案是實習醫師很值得學習的典型子宮外孕表現、診斷和處置，會被提出來。大家對於病人如此年輕覺得訝異，也意外我竟然會想要對一個十三歲的小兒科急診個案開出驗孕的醫囑。嗯，我學生時代聽老師說過，「女生初經來過之後月經沒來，驗孕先。」這也是我反覆對學生們的叮嚀，畢竟驗孕沒有侵入性，又快，況且年輕女性單單否認懷孕可能，並不足以佐證絕對沒有懷孕機會，而有些說「不清楚有沒有懷孕可能」的女性，更是意外懷孕可能性極高的族群。簡單來說，除非是同性戀，或是確定有執行有效避孕行為，對於醫師來說，請病人提供小便驗孕，真的是非常重要的診斷程序。當然，半夜三點很想再睡一下的私心，也是其中一個原因。只能說老天眷顧，給了我這個靈感。

遇上這樣小小年紀的子宮外孕，醫護也不免私下議論，有女兒的同事當然再度感到憂慮，深怕一個不小心也要處理這樣的事情；學長對他兒子的態度我最激賞：青春期之後就直接提供他保險套。

我們猜小病人這次大概也被家人罵慘了，半夜肚子痛最後被發現懷孕還住院開刀，也夠她嚇壞了。反倒沒有人跟她和她的母親，甚至那個「肇事者」好好討論，要如何才能避免再次意外懷孕。約莫一年後吧，正輪值超音波訓練的我，又看到她了。她挺著一個大約六個月大的肚子，站在產檢諮詢檯旁邊等待產前檢查。

青少女非預期懷孕這件事，不會因為「被懲罰或責罵」而「獲得教訓」，普遍而言容易再度發生。對於預防青少女再度非預期懷孕，很多研究都發現其實非常困難，因為非預期懷孕的背後因素，包括男女交往之間的地位不平等、知識的缺乏，甚至對於懷孕計畫無法有明確的抉擇態度等，都很難由婦產科醫師片面解決。但是充實青少年、少女的避孕知識，直接給予正確的避孕措施，仍可以稍微減少再次發生非預期懷孕的可能。

以這件個案來說，當大家都覺得這是個「醜聞」、「意外」，醫療人員和家長也都以「以後就知道怕了」的態度來對待，反而更無濟於事。若青少女一方面缺乏避孕知識，一方面可能在性關係上處於弱勢，無法要求對方盡避孕之責，但又不可能從此不再有性活動，就極容易反覆暴露在意外懷孕、甚至染病的風險之中。

與子女談性，在傳統的台灣家庭可能充滿困窘，但其實是個必須面對的課題，或者也可以在青少年青春期之後，由醫師給予避孕的相關知識。青少年對性的探索通常比家長們想像得更早開始，台灣許多青少年是從網路、A片等管道獲得他們的「性知識」，但是主流文化並沒有提醒這些青少年：保險套是他們對性伴侶的基本保護和尊重。相對的，青少女對於性的概念比較處在被動狀態，也充滿模糊懵懂，因此經常遭遇未曾有任何避孕準備的性，甚至約會強暴（女性與男性對於身體與約會的認知有差異）。父母與其擔心「女兒被欺負」，不如早點讓女兒多認識自己的身體和性，有自信才能保護自己，有知識才能預防意外。

2　子宮外孕在過去是因懷孕而導致死亡的重要原因之一。動手術切除患側的輸卵管是標準治療，後來化學治療藥物MTX（一種葉酸拮抗劑）的使用經驗證實，若是還未發生輸卵管破裂合併內出血的子宮外孕，可以以藥物治療使輸卵管內的胚胎發生萎縮，有機會保留輸卵管。

初診

「醫師，有一個內科會診。」

接近凌晨，因為接近醫護交班時間，很多檢查報告也出來了，正好要進行下一個檢查或診療處置，因此經常是急診想要會診其他專科的高峰期。當然啦，有些婦科案例，譬如睡前性行為把黃體弄破而內出血那種，從出血到腹痛的時間，算起來也差不多凌晨左右會來掛急診。

我的第一年住院醫師訓練剛結束，開始接受急診接近半年，其實每次接急診個案的壓力都還滿大的。希望不是太困難的病才好，不然就得把學長找來幫忙了。一邊套上住院醫師的短白袍，一邊確認口袋裡面的「小法寶」：預產期估算轉盤、胚胎長度懷孕週數對照表、「On Call（待命）小手冊」、常用藥品小抄。

「婦產科，我來看會診。」果然急診留觀床躺得滿滿的。

「喔，在留觀第九床。」護理師指的那床拉了隔簾。因為多數人仍有性別刻板印象，如果是男醫師單獨去對女病人做檢查會有一點疑慮，通常得有護理師陪同，女醫師就比較沒有這層顧慮，所以如果看到護理師太忙，我們通常會自己來。

在病歷架上找到留觀第九床的病歷，薄薄的，只有很多年前的一次內科一般疾病記錄，接著就是這次急診了。內科急診的學姊先看過了，潦草的病歷記錄沒有什麼太特別的病史，病人主訴是「頭痛」。咦？頭痛會診婦產科幹嘛？翻到檢查記錄頁，唔，急診病歷的人形圖在腹部畫了一個圈。主訴除了頭痛，還有腹痛嗎？

「你好，我是今天值班婦產科醫師，我來會診。」我拉開隔簾，跟躺在床上的病人打了招呼。

是個年輕女生，偏瘦，臉有點蒼白，有些緊張的樣子。個子高，穿著棉質長褲的一雙長腿露出急診室的蓋被。

「你肚子痛嗎？」我先問。

「沒有。」她很快回答。

「嗯，這次什麼問題來急診？」雖然學姊在病歷有記錄，但是通常我們會再問一次，同時補問婦產科相關病史。

「頭痛。」很簡單的回答。

「頭痛？」呃，頭痛到掛急診很少見啊。我自己就是壓力型頭痛的患者，常常痛到止痛藥都止不住，覺得頭裡面有異形要衝出來那樣。她看起來不像是頭痛到要爆炸的樣子啊。

「嗯，我最近都睡不著，後來就頭痛。」她很正經地回答。

「嗯……」好怪。「你上次月經是什麼時候？」

她說了一個大概兩週前的日期。

「規律嗎？」這是婦產科例行問題。

「嗯。」點頭。

「有性經驗嗎？」婦產科必要問題。有些醫師會隱晦地問「有沒有在一起？」「有結婚嗎？」或是「有男朋友嗎？」但是我覺得問「有無性經驗」涵括了同性異性，也比較能夠直接確認是否要考慮懷孕或是性相關疾病。

「沒有！」她大搖頭。很多沒有性經驗的女生，談到或被問到性相關問題的時候，總像有潔癖似的，很怕被「誤會」。其實有或沒有，不過就是人生選項而已呀。

問到這邊，都沒有婦產科的問題啊，欸欸，這個會診是怎麼回事啊？

「好。我幫你的肚子做一下檢查好嗎？」我盡量慢慢地說，不要讓她緊張。

她點點頭。主動拉開蓋在肚子上的急診室床單。我輕輕把她的T恤往上拉。呃，一個鼓脹得很厲害的下腹。

「你沒有發現小腹鼓起來嗎？」原來學姊在急診病歷人形圖上那一個圈，意思是「下腹腫塊」。

「……嗯」，她有點尷尬，「我以為我發胖。」

「沒有人發胖只有胖下腹部的啦！」我一邊觸診她的下腹。她瘦，肚皮的皮下脂肪薄薄的，可以觸摸得出下腹那個腫塊，有點硬度，外表光滑，腫塊最頂端到肚臍上面兩根手指頭高度，幾乎是一個大白柚的尺寸啊！

「而且你不會覺得摸起來硬硬的嗎？」她望著我，沒說話。大概嚇呆了，也大概覺得有點難為情。好吧，瘦子沒有像我們這麼瞭解，小腹的肥肉是軟的。

「留觀第九床送超音波室。」我在病歷上稍作記錄，掀開隔簾跟護理師說。

這種病人是超音波菜鳥最喜歡的：人瘦[3]，病灶大。超音波探頭放上去，薄薄的皮下脂肪下方，一個均質的腫塊，直徑二十公分。輕輕推動探頭，可以看見腫塊和腹膜之間沒有沾黏。看起來應該是子宮肌瘤，但是腫瘤真的太大，她又沒有性經驗，無法用陰道探頭確認腫瘤後方的卵巢和子宮本體，也無法排除是卵巢囊腫大到頂到前面來了。正常情況下，子宮和卵巢在骨盆底，要超出骨盆，就是已經到很大的尺寸了。而這種情況，應該會壓迫腸子和膀胱，出現頻尿和便秘的症狀。

「你不會覺得排便不太順利嗎？想解卻解不出來的感覺？」一邊在超音波報告上輸入數據記錄，一邊問她。

「會啊。我就是一直覺得肚子不舒服，而且便秘好嚴重，睡不著覺。」她這時候才說出其他的症狀，「所以我已經睡不著好幾天，頭好痛。」

醫師診斷疾病，很多時候像是偵探辦案。病人不見得會一開始就告訴你最重要的那個線索，有的時候要從主訴的內容延伸去問，有的時候要從一些檢查發現去問，甚至有的時候，不是病人無法提供好線索，是她的病程還沒進展到那幾個最重要判讀的症狀出現。所以，後來在臨床工作愈久，愈覺得老人家說「要人，也要神」，似乎頗有道理。醫師專業能力夠好，夠用心，理論上應該可以幫病人做出正確的診斷，但是，病人是否能夠把症狀說清楚，症狀是否足以判斷，甚至是否排除某些干擾而錯失了早點診斷的時機，都會影響。譬如這個病人，主訴是頭痛，醫師要求檢查肚子，病人一定會覺得奇怪。主訴是頭痛，醫師如果沒有問出她「因為便秘嚴重所以睡不著，很多天睡不著所以頭痛」，也很難會去檢查她的腹部。醫學生的身體檢查課程標準，是不論主訴如何，都要「從頭檢查到腳」。可是台灣的醫療常常是不論時間空間都非常擁擠，又沒有經過家庭醫師詳細問過、檢查過，如果「來急診說頭痛結果說要看肚子」，大概會被認為很兩光，甚至被投訴說是變態吧。

「你肚子裡面長了很大一顆瘤，十八乘以二十公分。超音波檢查起來腫瘤邊緣光滑，沒有沾黏侵犯現象，惡性機會不高。當然，腫瘤尺寸大，不能排除惡性或邊緣惡性，這些還是要等手術拿下來送病理科檢查才知道。」資淺住院醫師能夠跟病人解釋病情的內容並不多，這是需要逐漸累積臨床經驗的部分。

「好。」她對於這個急診會診後來的發展有點訝異，但是好像也很快接受了。

我聯絡主治醫師，請他處理最終醫囑和醫療決策，然後收她住院，安排手術。手術很順利，也確認我的超音波臨床診斷，是一個子宮前壁的漿膜下子宮肌瘤。對一個住院醫師來說，這是一個很不錯的學習經驗，從理學檢查發現病灶，配合影像診斷，確診，給予適當治療。可是，怎麼會發生下腹隆起這樣的腫塊，卻不知道要就醫呢？

「林醫師，謝謝你幫了我姊姊。」一位院內的檢驗師看到我在等電梯，跑來跟我致意。前幾年實習的時候，常常得去檢驗科送檢體，多少眼熟，大概知道是同事。

「你姊姊？」我摸不著頭腦。

「喔，我姊姊就是那天來掛急診的，你幫她診斷出子宮肌瘤，上週W醫師開完刀，現在都很好。」原來那個病人是院內同事的姊姊。

「喔！順利就好。」聽到病人復原，很開心。「啊可是你姊姊也太誇張，那顆瘤很大欸！

都摸得出來了！」

「喔，我姊姊她喔，沒交過男朋友，沒有性經驗，所以她說她認為自己不可能有婦科的問題，即使下腹一直鼓起來而且肚子不舒服，她也沒想過要掛婦產科檢查。」他搔搔頭，有點尷尬。畢竟大家都是臨床醫事人員，這種「沒有性經驗就不會有婦科問題」的想法，保守得令人訝異。她不是唯一一個「如果一輩子沒有性經驗，這輩子就跟婦科無關」想法的病人，只是我臨床遇到的第一個。

3　皮下脂肪會干擾超音波影像。

未成熟

身為一個胯下科，我面對的當然是關於胯下的疑難雜症。

女性生殖器的發育，分為內外兩部分：內生殖器的卵巢、輸卵管、子宮、子宮頸與部分陰道，以及外生殖器的外陰部和其餘陰道。在這些胚胎發育過程所產生的意外，可能會讓內生殖器或外生殖器發生變異。另外，卵巢是否能夠分泌促進子宮發育的荷爾蒙，則是另一個影響發育和功能的因素。

我遇到的第一個生殖器發育異常的病人，二十三歲。在晨會報住院手術病例時，住院醫師和實習醫師都瞪大了眼睛，因為這是少見的個案。她婚後才發現自己先天子宮無發育。先天無子宮發育，不會有月經。問題是，二十三歲了才發現先天無子宮？怎麼會這麼晚？

一般情況下，女生大約在十歲左右開始進入青春期發育，最晚十六歲應該要有初經來潮。她和她的母親不是沒發現她到了青春期卻沒月經，她國中時期也曾經就醫，醫師因為她沒有性經驗，所以沒安排內診，只說催經看看，想當然沒催出什麼來，媽媽也就自己猜想，「結了婚就會好吧。」這是什麼邏輯？從此沒再帶她就醫，一直到她結婚。

標準來說，女生若到了足十四歲仍沒有青春期第二性徵，就應該進行染色體、荷爾蒙和器官的檢查，同時也需要評估乳房和陰毛的發育狀況。但因為傳統的處女膜迷思，不但個案和家長不願意接受內診，連醫師聽到病人沒有性經驗，也會傾向避免內診，其實是非常不適當的做法。內診是婦產科檢查中非常重要、正常且基本的一個項目，只要用適當尺寸的陰道窺鏡（俗稱鴨嘴）檢查陰道內部，並不會傷害所謂的「處女膜」[4]。

先天子宮無發育的個案，原因是應該發育為子宮的「穆勒氏管」異常發生萎縮，通常卵巢正常，所以女性荷爾蒙是正常的，但是子宮、輸卵管和三分之二的陰道都沒有發育，因此雖然外生殖器外觀，也就是陰唇和尿道口看起來正常，但是其實只有一點點陰道外口和淺淺的凹陷。穆勒氏管在胚胎時期萎縮未發育，是無法治療的，因此她沒有子宮和輸卵管，沒有月經，也無法生育[5]，但還是可以進行人工陰道手術，至少可以有性生活。人工陰道手術不常見，某些整形外科團隊執行變性手術時會施行，而婦產科主要施行的是先天陰道子宮不發育的個案手術。

病人被推進開刀房，是個十分高大的女生，稍黑的皮膚，教育程度不高，家庭社會經濟地位似乎也不是太好。住院過程中她一直很沉默，對於自己到結婚才發現這個問題，以及手術後要面對哪些特殊照護需求，幾乎沒有提出疑問。幾乎可以說，是個逆來順受，平靜接受命運的女人。

人工陰道手術，是從小陰唇翻開之後，從原先應該發育陰道卻只有小凹陷的部分，朝內部撥開皮下脂肪和尿道後方的組織，「開一條路」出來，手術過程是血淋淋的。因為會陰部的血液循環相當豐富，光是挖開組織一定會密合回去，因此要在挖開的組織上再覆蓋上皮膚（或皮瓣）。同為女性，我看著她的會陰部被挖開，而大腿被取皮器刨下一層皮膚，像是大片的擦傷，不由得感到疼痛。而在皮瓣長好之前，需要用包了凡士林紗布的矽膠擴張器撐住，然後用繃帶捆住會陰部外口固定住，直到傷口癒合為止[6]。女醫師們想像著未來幾天，她的會陰部一直都有個被挖開的組織腫脹著，而其中又塞入一個固定的異物，都有點於心不忍。

手術順利完成，覆蓋上的皮瓣也順利長好，最後如期出院了。雖然術後她在病房住了兩週，我還是沒聽她講過幾次話。

這個沉默的女生和她的丈夫都有著黝黑的皮膚，而她丈夫也同樣沉默。他們的沉默，也許不是因為沒有疑問，而是因為太過衝擊又不知如何啟齒。終究，我們只能協助她完成她想要的器官，但她未來的性生活是否會遭遇困難或不適，還有她仍然無法生育的這個事實，身為住院醫師的我，還沒有能力開口跟她談，也就無從得知了。

這天的病人是一個十七歲年輕妹妹，因為乳房幾乎完全沒發育，所以被轉介來就診。抽血和超音波檢查後得知，她的子宮型態相當於幼稚園小女生，荷爾蒙指數顯示為先天卵巢發育不良。卵巢很小，像顆豌豆大而已，而一般生育年齡女性的卵巢大約有大拇指第一指節那麼大。也就是說，該有的器官她都有，但因為卵巢沒分泌應有的女性荷爾蒙，所以子宮和乳房的發育狀態沒有受到女性荷爾蒙的刺激，而維持在未發育狀態。

小妹妹雖然才十七歲，仍很認真地聽著我解釋。我很樂見女孩對自己的身體多瞭解，也希望她清楚自己未來可能的治療需求，正面看待自己。因為是卵巢未能分泌動情激素，所以治療是以藥物來補充俗稱的女性荷爾蒙：先給予低劑量的動情激素，一方面讓乳房開始發育，同時讓子宮開始發育，之後再給予週期性的黃體素，應該可以維持月經週期和子宮內膜的生育期狀態。唯一無法治療的是，卵巢沒有辦法自己排卵。

「雖然距離你打算生小孩應該還有很多年，不過我還是先跟你說明。」一個十七歲的女孩談到生小孩當然覺得非常遙遠，她害羞地笑了。等她有生育計畫時，需要借卵，以人工生殖的方式，應該可以順利懷孕。

「不用擔心借別人的卵，其實我們很多卵巢功能正常的女生，有時候也是需要借卵的。而且台灣人種差異不大，不像歐美有髮色、膚色的差異，借卵生下來的孩子，其實不說，別人也看不出來。」我通常會再講得更遠一些。畢竟不確定以後當她遇到這些問題，到時候負責的醫師是否會解釋，「有一些借卵或是借精蟲生出來的小孩，日子久了還是跟爸爸媽媽長得很像，不知情的人還會覺得，唉呀眼睛像媽媽，鼻子像爸爸呢。」雖然她現在考慮這些還太早，不過她聽得懂，輕輕笑了。

身邊陪她來的媽媽，臉色一直很難看。「啊我自己都這麼正常，隨便生都生了三個，怎麼會生出這個不健全的。」

「她哪裡不健全？」為什麼會有媽媽在自己女兒面前說她不健全！我的老天！

「啊這樣以後怎麼生小孩呢？」果然，好像所有女性都被假設以後要生小孩。

「她先接受荷爾蒙治療，把子宮和內膜養起來，等以後想生小孩的時候再借卵就可以了啊。」這位媽媽你剛剛沒在聽嗎？

「唉呦假如不能生小孩的話，這個以後婚姻怎麼辦……」這位媽媽你果然沒在聽。

我生氣了。

「媽媽，你把你女兒生出來養到大，就是為了幫別人生小孩的喔？她的價值在這裡嗎？」

小女生不敢看媽媽，有一點嚇到了，盯著我，眉頭深鎖。我看著她，很認真地跟她說，「假如有男生不跟你結婚是因為你沒辦法自然懷孕生小孩，就叫他滾！」

媽媽還是一直認為女兒「非常不健全」、「有很大的瑕疵」，然後一直覺得這樣以後會被男人嫌。明明還沒有別人嫌棄她，媽媽就迫不及待當第一個了。

在討論婦女權益時，我們常常發現，母親經歷過性別歧視或自己也曾是被壓迫者，卻常常也成為加入歧視或成為壓迫者之一。女性經歷了重男輕女的不公平待遇，卻也常常在成為母親或婆婆之後，一樣採取了重男輕女的態度對待女兒或媳婦。

每年三月在紐約舉辦的聯合國婦女地位論壇，有許多來自各國的婦女團體，在官方議程或周邊會議討論各自國內所面臨的性別議題。有次來自中亞的婦女團體，提出當地女性常常不到十六歲就被迫結婚，沒有機會上學，也沒有機會實現理想，但這些當年被迫少女結婚的女人，當了媽媽之後，卻再度成為逼迫自己女兒放棄受教育、進入被安排婚姻的推手；早年哭著拒絕成為童年結婚的姊姊，也幫著勸妹妹說，「你看我後來覺得父母安排的早婚也沒什麼不好。」更常見的，是伊斯蘭國家廣泛的「女性割禮」，也就是在女孩初經即將來潮前（即將具備生殖能力前），由母親、姊姊或是姨媽，在沒有麻醉和消毒的情況下（因為官方視為違法，所以不可能在醫療院所執行），用刀片或利器割除小陰唇及陰蒂，然後將陰道口縫起來，只留小便和經血排出的小孔洞，直到經由父母安排的婚姻之後，由丈夫將陰道開口切開，以利性交。這樣的女性割禮，每年造成許多女孩因感染而死亡，也造成後來的陰道瘻管[7]、感染、生殖器疤痕與變形，當然，性交過程的疼痛更是折磨。

這樣的所謂「女人為難女人」，常常被包覆以「宗教自由」或是「習俗」而為之，其實，最根本還是性別歧視。但我們可以簡單用「女人為難女人」就帶過了嗎？這其中的男性是有責任的，如果男性不認為裹小腳的女人是「比較好的結婚對象」，母親或是女性長輩，會逼迫女孩裹小腳嗎？如果伊斯蘭國家的男性支持女性性自主、支持她們不接受割禮，母親會需要在「維持女兒貞操以利婚配價值」的前提下，把女兒的陰道縫起來嗎？如果中亞某國的父親們都支持性別平權、支持女性受教育和追求自己的事業，女兒就不用在家庭壓力下，被迫中斷學業、早婚、早育，不是嗎？

擔心女兒「無法生育怎麼結婚」的母親，和很多跟女兒說「沒有生兒子怎麼對你婆家交代」的媽媽們，不是甘於加入壓迫者的角色，而是整個社會，包括男性，並沒有讓她們對於女兒「不育」或是「無男丁」的處遇，感到安心自在，她們擔心女兒會如自己一般承受壓力或是被冷落、被責難；她們自己內化了那些壓迫與歧視，而以「愛」和「擔憂」之名，加入了社會要求女性刻板角色的條件。

4 所謂的處女膜，是在陰道開口的一小圈組織，由英文hymen ring直翻成中文應是「處女環」，「處女膜」一詞卻讓人誤以為是「一層膜」。如果真的是「一層膜」，則是另一種稱為「處女膜閉鎖」的發育異常。

5 近年來因醫學進步，已有子宮移植之後順利懷孕的成功病例，待技術成熟之後可能有醫治機會。

6 新生陰道如果沒有定期擴張，皮下組織會慢慢長回填滿，所以人工陰道手術通常在病人可以開始有規律的性生活後實施，不然就必須定期以擴張器撐開陰道，維持深度和寬度。

7 因切除後感染或分娩時因生殖器外口疤痕變形等情況，癒合不良，導致陰道和膀胱或者大腸之間產生通道，糞便或尿液會從陰道流出。

香氣

氣味會連結某些回憶。

病房的配置，把護理站和藥品備材區放在樓層正中央，病房則圍繞一圈在護理站外側。靠護理站旁的那幾間是單人房，有時候比較VIP的病人，譬如院內員工之類的，會配到那幾間，好處是打開門可以立刻找到護理站的護理師或醫師們，壞處就是，滿吵的。不論是護理師交班的時候，或是醫師們在護理站跟護理師大呼小叫著開檢查單下藥品醫囑的時候。

那個病人，我們稱她「彩雲阿姨」。

那是健保剛實施之初，還沒有規定「住院給付日數」[8]，如果醫師認為還有持續住院治療的必要時，病人可能會在醫院住比較久的時間。因應不同疾病特性，有些個案或許在國外是每天或每隔幾天到醫院門診治療，在台灣因民情不同，加上當時健保制度運作還不成熟，某些可以門診治療的病人，可能會乾脆住院治療。彩雲阿姨就是。她在院裡住了好幾個月，為了讓她住院期間不要受到太多干擾和吵鬧，她的病房被安排在距離護理站最遠的那頭。

彩雲阿姨是陰道癌患者。陰道癌是比較罕見的婦科癌症，大約每十萬人一例，原發的陰道癌更是少見。大概十五年前，陰道癌的治療方法並不多，不像現在有許多種類的化學治療藥品，那時只找得到陰道內局部使用的一種化學治療藥膏。這藥膏每兩天換藥一次，她躺在內診檯上，我們取出上次塞入的紗布，再將塗滿化學治療藥物的紗布塞入她的陰道中。即使紗布外面裹了厚厚的藥膏，有一點點的潤滑效果，可是每隔一天從她陰道抽出紗布，再塞入新的藥紗布，這樣的過程，同樣身為女性，總替她覺得不舒服，有點心疼。

彩雲阿姨個子瘦瘦小小的，因為罹病造成的身心衝擊，多少讓她更瘦了些。有時候她在病房沒開燈，打開房門的時候，就看見暗暗的房間裡，床上一個暗暗的單薄人影。住院住久了，家屬多少逐漸要回到自己的生活軌道，假日才會有大大小小的探病者。平常彩雲阿姨的病房裡就只有她一人，安安靜靜的、暗暗的，像她的病一樣，彷彿不會有陽光照進來。跟許多台灣比較傳統的婦女一樣，她很客氣，不太抱怨。我們從沒聽過她對於自身疾病的一聲抱怨；對於治療過程的不舒服，也是細聲細氣的，太過難受時，頂多輕輕地「哼」一聲而已。

彩雲阿姨住院之後，家人幫她在病房點了香精油，據說是「增加免疫力和體力」。有沒有效果不清楚，但是對於平常充滿藥品、血液、排泄物氣味的醫院來說，天天有暖暖的香氣飄著，可能真的讓病人心情好一些，對於進病房照護的醫療人員，也有短暫的情緒紓緩。

一般來說，住院醫師每天要查房一次，看看是否需要因應病情變化，給予處方。待主治醫師查房時，住院醫師還要再陪同，一邊報告病情給主治醫師參考，一邊也跟主治醫師學習診療評估或是治療計畫。所以每個輪到照顧她那組的住院醫師，就會有一個月的時間，天天至少去看她兩次。彩雲阿姨一直都客客氣氣，問她哪裡不舒服，常常是微笑著說，「還好欸。」我們也跟她簡單聊聊，一切都還好。雖然慢慢的，覺得她愈來愈虛弱。但是她都回答「還好欸。」當時病歷記載的要求還沒有加入各種醫療評鑑之後那麼制式、不切實際，所以病情穩定的話，大概兩句話就可以敘述完，因此彩雲阿姨的病歷記錄通常都是「無身體不適，生命徵象穩定。持續局部給藥[9]。」

平日，彩雲阿姨的病房都安安靜靜，我們定時查房之外的時間，她都自己打發，偶爾看一下報紙，偶爾開一下電視，但是多數的時間，就是安靜而陰暗的房間。她也不像有些長期住院的病人，會請假出去走走。她就好像，把這個走廊末端的病房和她的病床，當成她生活的全部了。但她又不像有些長期治療的病人，熟了會來護理站聊天一起訂便當一類的，她就是默默地在病房裡，等查房、等換藥、等週末家屬來陪伴她。

週末的時候，她的病房窗簾會拉開，照進比較多的陽光。她的孩子和孫子會帶水果和餐點來看她。打開病房的門，暖暖香香的精油味沒那麼重，倒是溢出一些笑聲。我們總是不想打擾他們，只稍稍靠近病床旁，略略問一下，「今天都好嗎？」她偶爾抱怨一下身體某處有點痛，或是笑笑地說，「都好。」不忘端起家人帶來的水果切盤，問我們要不要吃水果。家屬彷彿她在醫院住著，也就安心了似的，少有長期住院病人家屬這樣，沒有太急切地追問「何時出院？」「怎麼都沒比較好？」規律的，每個週末一群家人來陪她；週間，暗暗的病房裡，飄著暖暖甜甜的精油香氣。

負責治療她的L主任從樓梯摔下來斷了骨頭那次，用三角巾懸著手臂；輪到照顧她的我也恰好因為穿了太高的鞋，不慎扭斷了踝韌帶，只好拄拐杖上班。我們這一大一小醫師，一個斷手一個掰咖的，一起走進彩雲阿姨病房，她大吃一驚，問我們怎麼回事。「喔，我們打了一架，我打斷主任的手，他踢斷我的腳啊。」我胡謅來逗她，她先是嚇一跳，然後就發現是亂說的，黑黑瘦瘦的臉笑開了，嘴邊皺紋都笑出來，「呵呵呵，你亂說！」那陣子查房她看到我們就笑得開心，兩個看起來病得不比她輕的醫師，可能多少安慰了一直出不了院的她。

其實，我們一邊每隔兩天給彩雲阿姨塞藥布，一邊也都發現，她的病灶沒有消失變小，局部的化學藥品治療沒有發揮治療效果。主治醫師和我們、其實可能包括彩雲阿姨都知道，她可能沒有治好的那一天。但是，誰能跟她說，我們已經束手無策了呢？

考慮到病情和使用化療藥物可能造成的抵抗力下降，她的病房門上貼了「限制訪客」的牌子，而其實，除了週末她的家人，平常也沒見過什麼訪客。護理長在調配住院病床的時候，把產後和術後的病人都安排到其他病房去，一方面避免其他病人訪客家屬進出，減少可能的感染源，況且就算住院病人不吵，探病家屬可吵鬧著，他們總是七嘴八舌評論小孩長相或提供各種保養意見；二方面讓她減少看見旁邊一直有病人入出院而對心情產生影響。配置上是雙人房的這間病房，幾乎一直只有彩雲阿姨住著，這是醫護人員盡其所能的體貼，當然，也是只有醫院還未被病人塞爆的健保實施初期才有的奢侈。

漸漸的，查房時，彩雲阿姨和我們對話愈來愈少，疼痛卻愈來愈多了，腰酸、骨頭痛，醫囑單開始出現止痛藥的臨時醫囑[10]，因應她逐漸出現的背痛和身體深處的疼痛。慢慢的，開始每天都需要開出止痛藥，終於長期醫囑單上加了一行每天照三餐和睡前吃的止痛藥。然後，口服止痛藥愈改愈強，再出現了嗎啡類止痛針的臨時醫囑。她的病房依舊很少拉開窗簾，燈關著，只有香精油的燈亮著，散著甜甜暖暖的香氣。我們習慣了這甜膩的香氣，對於她病情的無奈感，那香氣有時候反而讓我覺得反感。或者不能說反感，而是提醒著我們，身為醫師無法治癒病人的挫折。挫折感像那香氣持續從病房門竄出，飄蕩在病房走廊，飄進對門的醫師值班室，飄進我們心裡，揪著。

某一天，護理師說，「彩雲阿姨大小便失禁了。」

我們安排了X光檢查，腰椎處明顯出現骨折。幾週前彩雲阿姨抱怨的腰痠和骨頭痛，原因得到了證實——病理性骨折。她出現了骨轉移[11]。腰椎有兩節骨頭被癌細胞侵犯，說起來就像是「被吃掉」一樣，骨質鬆掉、碎裂，而壓迫到脊椎和神經。影響到的是控制膀胱和肛門的神經，所以她無法控制大小便，失禁了。

之前我們和彩雲阿姨不願意面對的事實來到了眼前，她的病情不但沒有轉好，而且已經惡化到遠端轉移了。我們安排了胸腔X光檢查，肺也出現了癌症病灶。幾乎可以預見接下來她會出現的情況：被骨轉移的骨頭疼痛折磨，肺部轉移之後慢慢出現肺積水，最後出現呼吸困難。接著可能會有肝轉移，她會出現黃疸，肝功能下降，腹部積水，蛋白質流失，呼吸困難。主治醫師還沒跟彩雲阿姨提到這些她「最後會出現的事」。我們走進病房，她坐在病床上，看著我們。這次，她眉頭深鎖，不再有笑容。在她發現大小便失禁的那一刻，就知道病情走到了另一個階段了，而她對於無法控制自己身體，已經不只在她看不見的陰道裡面，麻痺的下肢和無法控制的排泄，逼著她面對現實。

「藥物效果不好欸。」主治醫師說。

「嗯。」彩雲阿姨輕輕點頭，眉頭繼續深鎖。

從這天起，每次要去查房，我就心生抗拒。這不是一個醫師該有的心態。但是，當我和她，都知道我們面對這個病魔已經無濟於事，我要如何能夠對她再說任何鼓勵的話呢？醫師在受訓的過程，學習的是利用所有專業的知識，從病人的症狀、表現、檢查結果，辨別診斷出病人的疾病，並且根據教科書、期刊報告、研究結果，提供病人最適當的治療，讓他們康復。治療與診斷的過程或許有時漫長，但是正確的診斷和治療，終究能夠改善病況、恢復健康或者至少減少病痛。醫師與病人一同迎戰疾病，醫療團隊可以根據病況改善的情況或是專業經驗，鼓勵病人與自己一起努力。但是醫師沒有學過的，是當眼睜睜看見病魔戰勝了醫療專業的時候，站在失敗這端的醫師與病人，要如何共度。我和她都知道，我們要面對逐漸壓垮她的死亡，像癌細胞慢慢吃掉她的脊椎骨，最後壓垮了神經一般，我怎麼說得出「加油喔」、「你會好起來」這種話呢。我自己都不相信了。而她，也知道。

陰道塞藥的治療停止了。改用放射治療試著改善骨轉移的部分。不論是止痛藥或嗎啡止痛貼布，都無法改善她的疼痛，加上因為失禁必須使用尿布，讓她陷入嚴重的沮喪。她愈來愈少移動身體，在陰暗的病房裡，她縮在病床上，看起來愈發瘦小，再也沒有笑容。

對我來說，我在情緒上幾乎是想逃離彩雲阿姨的。在我住院醫師受訓時期，台灣還沒有開始進入「安寧療護」的討論與專業，醫療人員在面對「做什麼都無法改善病程，眼睜睜看著病人的身體被病魔一點一點吞噬」的時候，我真的無法說服自己去面對醫療的束手無策。後來才慢慢學會，如果跟家屬和病人一起好好面對病情的不樂觀，反而才能一起討論「哪些治療無助於病況改善」、「哪些輔助或支持療法可以至少讓病人舒服一點」。那個時候，如果我們能跟彩雲阿姨和她的家屬誠實地討論「最後這一段日子，你需要什麼？你們需要什麼？我們可以幫忙什麼？」其實，或許彩雲阿姨可以在精神還不錯的時候，讓各個許久不見的家人和親友來跟她道別，來跟她說話，來向走上人生最後路途的她表示祝福。可惜當時我們懦弱、逞強，又自以為體貼。即使彩雲阿姨知道自己逐漸病重，即使彩雲阿姨知道我們給的治療都沒有效果，誰都沒有去打破這個「善意」的隱瞞。

就像每一個癌症末期的病人一樣，彩雲阿姨的骨轉移出現在愈來愈多處，她因此全身極度疼痛，非嗎啡類的消炎止痛藥效果已經止不住痛，開始施打鴉片嗎啡類的止痛針、貼鴉片嗎啡類止痛貼布。這類止痛方式讓她變得昏沉，加上身體愈來愈虛弱，她愈來愈常昏睡，醒了就喊痛。腫瘤轉移到肝臟，她的肝功能愈來愈差，開始貧血、黃疸、腹水。她的腫瘤轉移到了腸子，開始排便困難，加上嗎啡也讓她腸蠕動愈來愈差，她的肚子脹了起來，藥品能幫忙的效果愈來愈差，只好在肚皮抹薄荷油幫助她改善症狀。病房中甜甜膩膩的精油香，混入了皮膚氣息、黃疸的氣味、薄荷的味道，以及，她因為一直使用尿布，又因為排便困難給了軟便藥品，逐漸混合了小便與稀軟糞便的氣味。

後來，肝功能負擔過了臨界點，她「終於」昏迷了，然後，胸腔裡因為轉移導致的積水，限制了她的呼吸，她的血液中氧氣濃度愈來愈低，喘不過氣，只好插上呼吸器[12]。最後，在她昏迷數天之後，「終於」血壓下降，心跳衰竭，依照民俗，「留一口氣」讓她回家了。又黑又黃的乾燥皮膚，極瘦的臉和四肢，以及腫脹鼓起的腹部，她已經不是那個會「瞇笑著」的彩雲阿姨了。

如果我們那時候勇敢一點，她其實可以在神智還清楚的時候就回到家中，再看一看她以前生活的地方，再吃一些喜歡的食物，然後在自己的床上進入彌留。我是懦弱的。在她最後的日子裡，我剛好到別的院區輪值，可以不去面對無法鼓勵彩雲阿姨的心理壓力，我鬆了一口氣。在我的印象裡，她留下來的，就是那滿室甜膩膩的精油香味，和她害羞拘謹的笑容。

8 健保給付制度明定各種疾病或手術的住院給付天數。若超過天數，除非有特殊原因，否則必須在給付標準天數內出院，若沒有足以說服健保審核醫師的理由，便會被拒絕給付。

9 現行教學醫院的評鑑規則對病歷記載有非常多要求，包括每日一定字數以上的記錄，主治醫師對住院醫師、實習醫師病歷記錄的「修改痕跡」，甚至繁瑣的簽章規定，對於婦產科這種並非每個病人病情都不穩定的科別來說，為了符合標準而做的記錄，多數都沒有意義，徒增醫師負擔。

10 因應並非持續的治療需求時，會有「state」醫囑，中文稱「臨時醫囑」。

11 癌症末期，常常轉移到其他部位，例如肝臟、肺、骨頭。轉移至骨頭時，會導致骨質受到影響，而發生骨折，稱為病理性骨折。因為癌症轉移的骨折，與因為外力導致的骨折不同，病人在沒有外力撞擊的情形下，骨頭就碎裂。

12 當時臨終前拒絕急救和插管的風氣還不盛。

腫瘤聖手

「七十九歲女性，下腹痛，下腹有巨大腫瘤，疑惡性。請求會診。」病人因為感染住進加護病房，病情稍穩定之後，又抱怨下腹痛，輪值的內科醫師進行了腹部超音波檢查，發現有一個腫瘤，十幾公分大，所以趕快會診婦產科。我確認病人狀態相對穩定之後，請病房把病人送到門診超音波室，進行婦科超音波檢查。

「阿桑，你兜位冇爽快？」護理師用輪椅把病人推到檢查室，連同住院的病歷一起帶過來。我和合作多年的超音波室技術員Eva有很熟的默契，她先安排檢查，我先查閱病歷瞭解病史和最近住院治療狀況。

我跟Eva是多年的好同事兼好朋友。住院醫師第一年我就開始輪守急診值班，為了快速建立自己的臨床能力，只要產房和開刀房有空檔，我就到超音波室跟著Eva學超音波檢查。每個主治醫師送進超音波室的個案，不論產科婦科，從對照病人到檢查室時表示的症狀和主訴，和之後主治醫師門診的診斷和處置，我都跟著學，許多在超音波室跟著看檢查的個案，之後就轉為收治住院接受治療或手術的個案，而住院醫師不僅會輪到住院期間照顧她們，也會輪到手術和術後照顧。這樣一來，從參與檢查、學習診斷、參與手術直接看見病灶對照術前影像，到手術後或治療後看見正確處置的復原，如此一貫的學習，非常有助於臨床能力的提升。

Eva跟我個性類似，年齡相仿，很快就非常談得來。一開始是跟她學檢查，之後就常常在超音波室「出沒」，很多時候是一起討論診斷、合作照顧病人，下班後也一起吃飯逛街。

這位病人雖然生命徵象還算穩定，不過年紀大再加上身體不適，還是有一點神智不太清楚，對於很多詢問都只是簡單回答，或是用「嗯」或「哼哼」來表達。所以阿桑和Eva的對話就是：

「阿桑你兜位冇爽快？」Eva問。

「嗯嗯嗯……」阿桑回答。

「阿桑你肚子痛嗎？」Eva放大音量。

「嗯嗯……」阿桑回答。

「阿桑你有生過幾個小孩？」Eva更大聲在她耳邊喊。

「嗯……」阿桑回答。

「阿桑你開過刀嗎？」Eva不放棄地再問。

「嗯嗯……」阿桑回答。

有時候在臨床會遇到像這樣無法從病人本人獲得資訊的情況，像是無法清楚對話的病人，或是語言不通的移工等等。這病人因為反覆住院多次，病歷資料夠詳盡，所以Eva也不再大聲問她，直接先安排檢查。超音波檢查是婦產科的重要診斷工具，沒有侵入性，沒有放射線，而且子宮卵巢都屬於軟組織，只要不是太極端——譬如病人太肥胖、表皮有嚴重疤痕、或是腸道干擾——很多骨盆內的病灶可以經過超音波達到一定的判讀。

「欸，你來看一下。」Eva在檢查簾裡面，邊做檢查邊叫喚我。

我放下病歷，掀開檢查簾，走進相對比較暗的檢查床旁邊。「阿桑，我看一下喔。」即使知道阿桑神智沒有很清楚，但是打聲招呼還是必要的。

「什麼腫瘤啦！根本就是膀胱！」Eva的腹部超音波探頭在病人的下腹部，她敲敲檢查螢幕上的影像。

阿桑很瘦，肚皮的皮下脂肪薄薄的，影像非常清楚，可以看見下腹真的有一個膨起的「腫瘤」，黑白影像上呈現黑色的無回音影像，這種無回音影像通常代表的是「液體」，而非實質組織。對照骨盆腔的器官，子宮卵巢因已經停經甚久，萎縮到非常小[13]，而膀胱呢？就是那個鼓脹的「腫瘤」部分吶。

其實輕輕壓阿桑的下腹，可以摸出鼓脹的膀胱，只是光憑觸診無法知道是什麼，況且如果不是超音波確認了膀胱後方的子宮和卵巢，單憑一張超音波影像，是真的不容易診斷。這就是會診過程，我們也可以學到這一類門診和病房不容易遭遇到的個案，訓練診斷思考和處置能力。把鼓脹的膀胱看成「骨盆腫瘤」，其實偶爾會發生，畢竟內科醫師對於骨盆器官的超音波影像其實所知不多，如果沒有仔細思考骨盆器官的位置，可能會出現錯誤的判斷。這也是專業會診的必要。畢竟沒有醫師是全能的，經驗的磨練可能可以讓診斷的能力和思考愈顯周延，但是真的牽涉到非常專科的領域，尋求專業意見是重要的。

「奇怪，怎麼會膀胱脹成這樣？」我翻病歷查看記錄。

正常膀胱的容量，大約三百多到四百c.c.，通常在大約兩百c.c.左右就會有尿意感，但是並不會太急迫，到三百多c.c.會出現強烈的尿意感，覺得再不去排尿不行，再撐下去甚至會有痛感，或是憋不住。阿桑的超音波影像上來看，膀胱內尿液一定超過了五百c.c了。莫怪她會有腹痛感，不論膀胱過脹的臟器疼痛，或者骨盆內突然受到腫脹壓迫的感覺。某些原因會讓膀胱過脹而無尿意感，譬如年老，或者糖尿病導致的末梢神經不敏感，或是藥物影響；有些原因則是尿道口阻塞或尿道口受壓迫，這時候會有尿意感但是排不出來，最常見就是老年男性的攝護腺肥大。這位病人是長年糖尿病病人，加上年邁與虛弱，可能因此膀胱神經對於脹尿的感受變得微弱，逼尿肌肉也相對無力，而無法順利排尿。當膀胱脹到一個程度，會慢慢滲漏一些小便出來，所以她還是每小時有一定的排尿記錄（護理師會由尿布秤重計算尿量），但是畢竟沒有順利排空，所以膀胱脹成了一個大大的「腫瘤」。

她是在加護病房的病人，通常會每隔八到十二小時就計算攝入／排出量（input/output），以監控身體內水分平衡狀態。我在厚厚的病歷中翻出生命徵象記錄單，明確有登記每天的攝入／排出水分狀況。「哇咧！已經連續正[14]四天了！」光是當天白天，她的攝入水分量就比排出水分量多了一千多c.c.。當然這幾天身體中多出來的水分不會全部在她的膀胱裡，但像這樣發現尿排出量不符攝入量，照顧的護理師和醫師是該要查查哪裡出了問題。

「我這邊有個病人需要導尿，來一個導尿包吧。」Eva非常快速地處理，打電話去護理站調器械衛材。小我一屆的Y學妹從病房幫忙帶導尿包來，立刻加入我們的治療行列。導尿是從尿道口插入導管，讓尿液可以順利排出，必須脫下阿桑的尿布和外褲，她的神智不是非常清楚，直到這時都不太有反應，但是要在會陰部消毒，她就不太願意了。

「阿桑，不要動喔，我們幫你處理一下會比較舒服一點喔！」Y學妹輕輕拍拍阿桑。

「嗯嗯嗯……」阿桑還是不太能回答。

考慮到病人畢竟是要計算攝入／排出水分量的加護病房個案，我們必須把導出來的尿液收集起來，讓病房可以計算尿量。嗯，那得找個東西來裝。一般來說是用「集尿袋」接在置入性的尿管另一頭，方便定時倒出來計算尿量，不過臨時沒有從病房帶過來，想想反正回到病房他們可以再接，那，就倒出來讓她帶回病房計算尿量吧……剛好，有剛剛喝完的，「開喜烏龍茶一千五百c.c.寶特瓶」……

Eva幫忙鋪好消毒單，備好導尿器械。Y學妹跟我一起進行會陰消毒和導尿。畢竟是個把橡膠導管放入尿道的過程，多少有點不適，病人終於不只發出從進入檢查室以來的「嗯嗯」聲，而是用台語說，「麥啦麥啦。」看她年紀大了，又不太清楚自己生病正在被治療，其實滿心疼的，可是看樣子也無法讓她完全理解，只好三個人七手八腳，一邊安撫一邊進行導尿。幸好我們這幾個好姊妹的工作默契早就存在，進行得很順利。阿桑一開始扭動著不願接受治療，但或許是膀胱的壓力隨著尿液導出慢慢獲得了紓解，到後來她就不太有動作，平靜地接受我們幫她導尿。至於拿烏龍茶空瓶來接導出的尿液，本來只是半開玩笑的權宜之計，但想不到，接著接著，瓶子竟然就裝滿了！阿桑的膀胱裝滿了一千五百c.c.的尿啊！

我們三個一邊覺得好笑，一邊覺得心疼，也為了病房團隊照護過程竟然沒有注意到病人尿液沒有順利排出，而覺得生氣。當然，沒有人會故意這樣疏忽，但是如果可以注意到這個事情，阿桑就不用不舒服這麼久，而且，也不用因為「腫瘤」來會診婦產科了。

最後，阿桑帶著導尿管，抱著一瓶大瓶「開喜烏龍茶」，讓加護病房護理師推著輪椅回去了。我在會診單回覆寫著：「小便滯留，給予導尿，清澈尿液一千五百c.c.；建議持續放置導尿管或間歇導尿[15]，請注意小便排出量。超音波檢查，子宮卵巢為停經後萎縮狀態。無骨盆腫瘤。」

我跟Eva和Y學妹，一根導尿管就解決了會診單上的「疑惡性骨盆巨大腫瘤」。我們三個是免開刀、免流血，五分鐘治好腫瘤的「腫瘤聖手」。

---

13 子宮和卵巢是受女性荷爾蒙影響的器官，生育年齡的女性子宮約拳頭尺寸，卵巢約大拇指第一節那麼大；停經數年之後，因荷爾蒙下降，子宮會逐漸萎縮至兩根手指頭大小，卵巢萎縮到約一顆扁豌豆大小，皆是正常。

14 指進去的水分比出來得多。

15 指每隔幾小時，用尺寸較細且較短的簡單導尿管，將尿液引流乾淨即可，亦稱簡單導尿。

產後大出血

產科醫師多數會選擇住在醫院附近，這樣隨時要接生的交通壓力比較小一點，尤其如果半夜從床上跳起來，半睡半醒出門，開遠途實在危險。只是如此一來，我的生活圈最後就只剩醫院和住家附近了。

卸下總醫師工作，交班給Y學妹之後，除了輪值值班和帶領學弟妹執行手術之外，一有時間我就躲在家裡，把婦科聖經*Berek and Novak's Gynecology*和產科聖經*Williams Gynecology*當成枕頭一樣爬，準備即將來臨的專科醫師考試。不過其實即使沒有值班，醫院一有需要，我還是隨call隨到。

「學姊，外院診所要送一個PPH（產後大出血）來，你可以來幫忙嗎？」掛掉電話，我立刻換上衣服衝往醫院。

由常合作的診所學姊Z那邊轉診來的病人，第六胎，剖腹產後大出血，在診所已經緊急切除子宮，但因出血嚴重，轉到醫院來接受輸血及後續治療。我陪新任的總醫師學妹在急診室門口等救護車，學妹迅速給我病人基本資訊。通常診所轉送病人來之前，會先電話聯繫，讓我們做準備。

第六胎!?

「病人在診所因為前胎剖腹產，接受剖腹生產手術，產後因子宮收縮不良，緊急進行子宮切除手術[16]。手術後生命徵象依然不穩，轉診醫學中心。」下車的隨車護理師F，是我以前就認識的，打了個招呼之後遞給我轉診單，苦笑一下。在產科工作，就是要隨時準備遇到這樣的事情。

二十六歲女性，第一胎剖腹生產，之後一年一胎，這次是第六次剖腹產。經產婦有時候子宮的肌肉在分娩之後會無法收縮，無法壓縮住子宮內膜根部的血管，而懷孕足月時子宮的血液供應比平常時候多了一點五倍，因此出血會非常快速且大量。病人顯得蒼白，心跳很快，血壓不穩，身上已經有兩條點滴輸液管線，一邊是藥品和生理食鹽水，一邊是已經輸了半袋的血液。但是以心跳和血壓來看，她應該還在出血。急診室立刻啟動常規檢查、置入內頸靜脈導管、放置尿管等程序，整個護理師和醫師團隊一起迅速建置。我請Y學妹把超音波推過來，雖然剛剛手術過的腹腔內狀況與平常不同，但是超音波影像多少可以供作參考。腹腔內有很多雜亂的影像，有不少應該是液體。

「應該內部還在出血，有內出血和血塊。」我請學妹轉述給電話那頭的主治醫師G。

病人的心跳還是很快，這代表身體持續有液體在流失，病人開始出現瀰漫性血管內凝血的徵象[17]，床單上開始有血液無法凝固。實習醫師幫忙到血庫領血。一側管線是全血，幫病人補充血紅素、血小板和血漿；另一側管線緊急補充血小板，輸液是一小包一小包的淡黃色液體。Y學妹快速接上點滴管線，一邊用手幫忙加壓加速輸液灌注，一邊數算灌多少進去。我的產科老師L主任有句箴言：「就算灌到肺水腫，再用利尿劑脫水，也比灌流不足缺血性休克好。」外科系的想法，總是跟斤斤計較多少水分進病人身體的內科不同啊。

「開刀房嗎？我這邊急診，有一個PPH要送上去re-lapa（Re-laparotomy，二度開腹手術）。」再開一次刀是必要的了，肚子裡一定還在出血。這病人術後需入加護病房觀察，我再打進外科加護病房訂了一床。

病人畢竟年輕，這種時候神智竟然還清楚。長長的黑色直髮，鵝蛋臉，因為失血顯得非常蒼白，身材修長纖細，是個美麗的產婦。

「你可能還在出血，我們要再開一次刀幫你止血，準備好了我們就進開刀房，你不要緊張，上麻藥睡一下，沒事的。」我彎腰靠到她耳邊說。她蒼白而虛弱，微微點了頭。

開刀房很快空出一間，通知急診帶病人上去。「開刀房送喔！」接到電話的護理師大喊。

我和Y學妹、實習醫師，陪同轉院的診所護理師F、三位急診護理師，帶著病歷，把氧氣鋼瓶扛上病床，順好她雙臂的點滴管線、頸上的監測管線、尿袋，推著生命徵象監測器，一路衝進電梯，準備上開刀房。

「家屬呢？」電梯裡只有病人和工作人員。

「我去找！」診所護理師F在電梯門關上之前衝出電梯，「我會帶家屬上去開刀房，你們先上去！」

人來人往、吵吵鬧鬧的急診與產房，被開刀房的隔離門擋在外面。這裡頭是因應感染控制，偏冷的空調、隨時清潔消毒得乾乾淨淨的走廊，不管多忙碌，也只有護理師推著待用或待清洗的器械發出金屬碰撞的聲音，伴著手術室鞋在為了減少揚塵與細菌而貼有黏性的地面鋪道上，一步一步發出的啪啾聲。

換好手術室衣褲，到開刀房護理站一探，家屬到了。跟年輕漂亮的病人很相稱的，是個年輕帥氣的男人，略長的頭髮，簡單的牛仔褲。這是六個小孩的爸爸啊？

「先生，她可能還在內出血，我們要進行剖腹探查，請你簽同意書。」我把手術同意書和筆拿到他面前。

「我不是她老公。」這個年輕男人說。

啊？

「我是她朋友。」他補充。

「她有生命危險，必須再進行一次手術，你知道怎麼通知她的家人嗎？」我只能再耐著性子問。

「她家人都不在台中欸，我要問問看。」他一點焦急的態度都沒有。

這下怎麼辦才好？我請Y學妹去問主治醫師G。

其實病人緊急情況下，並不一定要家屬簽同意書，只是我們的醫學訓練過程沒有學法律，之前老師說過要「家屬簽名」，我們就會使命必達地去找到家屬簽名，一直到我自己當主治醫師，仔細去看過相關法律規定，才發現多數時候醫療人員是不懂法律的，也因此通常會採取最保守的做法：有老公，就找老公；沒有老公，就找父母；沒老公有小孩，就找成年兒子。現在想想，滿守舊八股的。

主治醫師G回話，緊急情況，管他什麼朋友老公的，簽了再說。那男人不太願意。我又急又怒，「你陪她來的，現在沒有任何家屬可以幫忙，你不簽，要放著她不管嗎？」隱約知道他是剛剛剖腹產新生兒的父親，我很疑惑，難道他對這個「幫」他生孩子的女孩，一點關心都沒有嗎？他悻悻然地簽了手術同意書。「麻煩通知她家屬來。」我拋下這句話，轉頭快速跑進手術室，準備刷手消毒上刀。

通常總醫師在手術時是主刀醫師，主治醫師站在第一助手側，不過像這種轉診緊急刀，還會有科主任和其他支援主治醫師，此時總醫師只能站到第二或第三助手的位置。我們逐步劃開幾小時前才縫好的手術傷口，打開腹膜，果然湧出大量鮮血和血塊。

這樣的手術輪不到實習醫師上來，剛卸任總醫師的我和Y學妹改負責平常實習醫師所做的體液抽吸、擦拭血液的工作。之前幫她開刀的診所醫師都是我的學姊和學長，一樣的訓練體系，手術的程序和做法也師出同門[18]，容易分辨手術的幾個眉角。把腹腔和骨盆中的血液和血塊清除之後，再以溫過的生理食鹽水清洗骨盆，慢慢找到了幾個子宮切除傷口的出血點。主任和主治醫師逐步確定、重新縫合穩固傷口，這時候我們才有餘裕去感覺別的東西，譬如聽見從麻醉監測機器傳出來的，病人逐漸和緩下來的心跳。

「應該可以了，好，縫肚子。」L主任滿頭大汗，胖子果然怕熱。其實開刀房為了減少細菌孳生，有一定的溫度和濕度控制，通常溫度很低，但老實說，穿上隔離衣之後，加上頭頂的無影燈，再遇上手術的壓力，我自己也常常開得滿頭大汗。

縫肚子是手術檯上資淺者的工作，L主任和主治醫師G離開手術檯，出去跟家屬解釋病情，我帶著Y學妹在手術檯上慢慢把腹膜、腹壁、肌肉和皮下組織等一層一層縫合。腦中浮現一個念頭，「要不要放個引流管[19]？」想想L主任和主治醫師G都縫合過沒問題，就不要多在病人肚子上打一個洞了吧。

年輕真的是本錢。這樣產後大出血，還連開兩次刀，病人除了血壓比較不穩、心跳飆快之外，呼吸和血液氧氣濃度都一直沒問題。後來擔任產科醫師十多年，我真的覺得「生小孩趁年輕」非常重要，但不要解讀成「不年輕就不適合生小孩」，只要還有排卵、還能懷孕，做好身體、心理和經濟準備，都可以生小孩。只是年輕產婦的復原真的較快，身體耐受度也高，自然產後第二天趴趴走都沒問題，即使產後出血量大一些，只要處置得宜，很快就恢復。

病人手術結束，送回加護病房。我和學妹其實已經超過下班時間，但是這個病人情況特殊，照顧的醫師就沒有在分上下班的。病人的心跳雖然比在急診室時相對和緩許多，但還是逼近每分鐘一百下[20]。一般來說，當病人出血得到控制，又有足夠的輸液灌注，通常血壓會趨於穩定，心跳也會慢慢回到正常值，因此若要判別是否還在緊急出血，比起血壓，心跳是否飆快是更敏銳的指標。

手術過程已經把出血點止住，我確認了一下，過去的一個半小時，已經灌注了一千多c.c.了，對照手術過程中清出來的八百c.c.血塊，應該還算平衡。心跳仍快，而且沒有太迅速回穩，嗯，需要再觀察看看。我一邊在加護病房護理站點電子醫囑，一邊寫術後記錄。病床旁傳來一陣騷動。

「欸你不要亂動！」傳來護理師的聲音。我轉頭一看，剛剛手術完的病人不但醒過來了，還坐起來，試圖下床。通常大出血開完二次刀，即使沒有插上呼吸器打上鎮靜藥物，醒過來之後也常常虛弱到沒有力氣。想不到她不但醒來，體力還好過於神智，竟然就坐了起來。這一折騰，心跳大飆升，監測機器警鈴大響。幸好身上輸血和給藥品的管線都沒扯下來。「你不要亂動！你剛開完刀！這樣傷口會裂掉喔！」護理師和學妹在她旁邊說明她的病況，要她安靜躺好，她似懂非懂，又坐直起來，再下去我怕傷口要裂了，趕忙給一些低劑量的鎮靜藥物，讓她睡下。

忙了幾個小時下來，我真的累了，體力還好，精神上的壓力卻緊繃了好幾個小時，需要休息一下。我離開加護病房，回到開刀房更衣室換下手術室的青蛙裝[21]，套上醫師袍，晃到樓下的便利商店買一瓶蠻牛，外加一條軟糖。軟糖是我在住院醫師時期的心頭好，其實就圖那個糖分補充腦內啡，而且咀嚼的動作很是舒壓。當住院醫師之後，提神飲料成了必備的飲品，要說真的有效，或許心理依賴也是一個因素，總之喝慣了，上刀前或者值班到天亮時就去拎一罐。有時提神飲料喝了還覺得累，就再加上雞精。其實不要以為醫師養生，醫師吃得比誰都隨便；醫師總叫人少喝刺激性的飲品，但是醫師喝咖啡喝得比誰都兇；醫師說不要喝酒，但外科系醫師聚餐時啤酒都是整箱整箱喝的；醫師說不要熬夜，醫師卻睡得比誰都少；

醫師說要細嚼慢嚥，但下刀後在中午教學會議時，便當大約十分鐘之內吃光。所以從實習醫師開始，一直到總醫師時期，我胖了近十公斤（掩面）。

回到值班室，邊吃點心邊跟Y學妹聊天，「她才二十六歲，第六胎欸！」我們這些已經超過二十六歲連婚都還沒結的，十分瞠目結舌。感嘆完，開始討論她的醫療處置，輸血是否適當、如果在醫院遇到這樣問題如何處理等等。

一個半小時後，看看也已經午夜了，決定再去加護病房巡一次，方能安心回家睡覺。

病人因為剛剛的躁動，給了鎮靜藥品，已經沉睡。原本以為是躁動之後的心跳飆升，再看一下監測器銀幕，咦？心跳還是快的，一直在每分鐘一百下上下。血壓還是偏低，呼吸略快。確認一下，原先跟血庫叫的六袋全血已經輸了四袋，十二袋血小板和六袋血漿都已經輸完了，算算進去她身體裡的液體已經三千c.c.了，再算算小便量[22]，雖然每小時有小便排出，但是算起來進去得多，出來得少。再開了抽血醫囑，確認是否貧血狀況有所矯治，再決定是否需要補給利尿劑脫一點水分出來吧。二十分鐘後，抽血報告回來，血紅素還是偏低。比對輸了四袋全血前的指數，再計算應有的血紅素數值……不對！補進去的紅血球沒有反映在後來的抽血數字上[23]！難道還有出血？我再從頭確認她從急診、刀房到加護病房的各項指標，比對灌注進身體和排出身體的各種液體數量，覺得事情不太樂觀。

已經是凌晨一點了，我要不要通知開刀的主治醫師G呢？如果再開一次刀，結果肚子裡乾乾淨淨什麼都沒有，那怎麼辦？可是所有數據顯示起來，她很可能還是持續在內出血。大概是她那個突然坐起來的大動作拉扯了傷口？明明手術結束關上肚子時，肚子裡面是乾淨的啊。真該在縫合時，堅持置入腹腔內引流管的……

「是否敢質疑自己的老師」，是師徒制訓練文化的醫界中重要的思維。手術是老師前輩開的，如果你認為還有內出血，不就是質疑自己的老師在手術過程做得不夠好？其實，站在學習的角度，或者一同承擔照護責任的角度，都應該隨時提出自己的想法跟老師討論。畢竟人不是神，即使是再資深的前輩，也有考慮不夠周全的時候，也有判斷失準的時候，甚至，只不過是前輩累了，沒有考慮到必要的細節。

我再把所有檢查數據審視了一次，也推來超音波，檢查病人腹腔內狀況。連開二次刀，腹腔內會有平常沒有的空氣，這些非常干擾超音波的影像判讀。但是靜下心來仔細看，我輕輕搖晃病人的腹部，超音波銀幕上看見液體狀的影像在腹腔中晃動——肚子裡還有不少血。

「老師嗎？我是靜儀，我在加護病房。晚上開刀那個PPH，好像還在內出血。你要不要來看一下？」我需要資深的前輩協助。

「你覺得有的話，就把病人送進開刀房，我到開刀房等你。」G醫師很平靜地說，「你判斷呢？」

「我判斷有。」深吸一口氣，我給他我的診斷。

「好，送刀。我隨後過來。」G醫師簡短地回答。

一邊看著病人心跳緩緩地爬升到每分鐘一百一十下，我一邊擔心等一下打開肚子是錯誤判斷，害病人白挨一刀，害老師半夜跑來醫院，然而所有眼前的數字都顯示：病人狀況不對。

「送開刀房，我們還要re-lapa。」我跟加護病房負責護理師說。隨即打電話給開刀房，聯絡送刀事宜。加護病房的護理師其實也覺得病況不穩，我的決定似乎讓她們鬆了一口氣，她們很快準備起來。加護病房依照資料裡留下的電話，找來睡眼惺忪的「朋友」。「她需要再開一次刀。」我簡單說明。這次他沒多說什麼，很快地簽下同意書。

我的判斷沒錯，可能因為她的劇烈動作拉扯，縫合的陰道上段傷口有二處持續出血。G醫師和我，帶著睡眼惺忪的實習醫師，快速地打開腹部，清除血塊和腹內出血，找到出血點，縫合。再次用生理食鹽水清洗過，確認沒有其他出血點。「我們放個引流管吧。」這次我出聲建議。

「好。」G醫師支持我的判斷。

半夜的開刀房，安安靜靜的，手術檯上我們三個人沒有說話，有默契的縫合、剪線、擦血。麻醉機器監測著病人的心跳，發出「噠、噠、噠」規律的聲音，以及手術中協助病人呼吸的呼吸機，和緩而規律的打氣聲。她的心跳逐漸由每分鐘一百一十下，慢慢下降到每分鐘一百下、每分鐘九十下、每分鐘八十五下。我知道她沒事了。

年輕真的是本錢，第二天早上，鎮靜藥品藥效一過，她就醒了。除了稍微還有一點貧血之外，所有抽血指數都幾乎正常，血壓、呼吸、心跳也都穩定，連肺水腫都沒有。第三天她就轉回一般產後病房，一週後出院。

住院期間，幫她剖腹產的診所醫師Z，每天都來醫院看她，還包了一個紅包當作「慰問、壓驚」。其實診所並沒有什麼明顯疏失，經產婦子宮收縮不良而發生產後大出血，是可能的危險因子，診所也無法做什麼事先預防，唯一能做的就是跟她說「你是經產婦了，手術比較危險，要不要去大醫院」這樣採取防禦性的醫療轉診。而發現子宮收縮不良，大出血了，緊急給予藥物和輸血，也是正確處置，若出血無法控制，立刻進行子宮全切除，都是合理程序。診所的醫師和我們都知道，如果病人告上法院訴求醫療疏失，經過幾年判決下來，應該也會判定沒有過失。可是，醫師和診所要面對好幾年跑法院、跑法庭，實在很麻煩，也很折磨；所以即使沒有疏失，也及時轉院救治，最後把病人救回來，也沒有併發症，診所還是天天來關懷，甚至退回所有醫療費用外加慰問金，以求病人不要怪罪。我在醫院裡看著我的前輩，在醫療這一途走得非常辛苦。

病人的第六胎新生兒，據說一直放在診所的嬰兒室裡，推說「產婦需要休息，請診所照顧」，診所怕病人和家屬不高興，一句話都不敢多說，免費照顧新生兒，家屬要放多久，就放多久。我和Y學妹都暗自替診所的前輩覺得擔憂，嬰兒應該會是病人和家屬的籌碼吧。

半年後，我們在報紙地方版看到了一則新聞「警方查獲販嬰情侶」。這個二十六歲的經產婦，最後只有第六胎留在身邊，以前的那五胎，都賣掉了。一年一個，男嬰價碼高一點，女嬰價碼低一點。賣一個，供她和男友生活一年，然後再懷孕，再賣。後來聽說他們沒有對診所提告，而放在診所嬰兒室要醫院免費照顧的新生兒，新聞爆發之後，他們帶回去了。

---

16 緊急情況下，如果藥品、子宮按壓、收縮藥物，甚至血管栓塞都無法控制出血，最終勢必要進行子宮切除手術。

17 大量失血之後，凝血因子消耗殆盡，導致血液無法自行凝固，出血更嚴重。

18 理論上，剖腹產等標準常見手術，國際間有一定做法，但是各訓練體系還是有些許不同，譬如選線或某些處置的差別。

19 當腹部內有感染病灶，或可能有血液或組織滲液時，會在手術之後放置一條由皮膚穿透進骨盆或腹腔的引流管，以便監測腹部內組織或血液滲漏狀況，通常在病情穩定之後拔除。有些時候，當病人失血、血壓降低，手術時某些傷口處因為血管扁塌，出血顯得不明顯，待灌流逐漸改善之後，反而某些傷口會開始血液滲漏，逐漸造成內出血。此時引流管亦可以提供監測。

20 正常情況下每分鐘心跳速度約每分鐘六十下。

21 手術室更衣必須褪去外衣，在貼身衣物外換穿手術上衣和長褲，因為是綠色，醫護人員常戲稱是青蛙裝。

22 加護病房這類病人一定會插上導尿管，每小時統計尿量；若持續數小時沒有尿液排出，可能是缺血性休克，或是腎臟功能異常。

23 雖然有一定的誤差，但是可以由輸入的血液量估計應有的血紅素提升數值。

3526單人病房

到現在我都還記得她，那個產後還有點浮腫而疲倦的臉，和她病床旁的嬰兒床，單人病房滿是陽光的那一個下午。

三十四歲的女生，來門診時很直接地說，「我好像懷孕了。」

這時候的我，還是菜鳥主治醫師，排不上好的門診時段，都是晚上診，超音波室已經下班，我必須自己來。反正，對年輕醫師來說，病人會覺得「醫師親自做檢查欸，真好」，我也同時累積診斷功力，也不算壞事。

我請她拉開衣褲，幫她做腹部超音波，看到她肚子上的手術痕。

「我開過子宮肌瘤和巧克力囊腫[24]，」她說，「我小時候心臟也開過刀，法洛氏四重畸形。」

她看起來是事業有成的女生，打扮和談吐是高階主管的模樣，講話清楚有條理，病史也詳細，是把自己的生活過得很不錯的女生。

「週數還很小，假如你真的不打算繼續懷孕下去，兩週內吃RU486[25]都還可以，你要不要回去考慮一下？」讓病人充分思考之後再做決定是我的習慣，不論流產或子宮肌瘤都是這樣。讓病人能夠理解自己的疾病和處置，是我的責任，但是對自己的身體做出決定，是她的責任。

「來吧，我先跟你說一下你懷孕可能的風險，還有如果採取藥物流產，會有哪些步驟和時程。」事先把她可能需要的資訊提供給她，讓她做決定時有所參考。她點頭。不像某些病人直接就提出拒絕。已經開過刀矯正的法洛氏四重畸形，基本上心臟功能已恢復，懷孕的風險與一般孕婦無異；而藥物流產在早期妊娠，成功率達九成以上，比拖到週數更大必須進行手術，相對傷害小。於是約了她下週回診。她明快地答應，收好單據和健保卡，離開。

第二週她來，坐下來，第一句話就說，「我還是決定要拿掉。」然後，她就哭了。

這一哭，完全顯示出她的捨不得。她未婚，看來是那個男的不打算如俗稱的「修成正果」（雖然我對於所謂結婚生小孩就是「修成正果」完全不以為然）。

「假如你還有遲疑，就再想想。假如過了可以吃藥的時間，還可以手術，但是不要急，不要為了決定而做決定。」雖然人生總有無盡的遺憾，但是能夠給自己時間好好想清楚再決定，總比遺憾加上後悔好。

「不要在情緒不穩定的狀況下做重要決定。」這是我在身心科實習時，D主任常常拿來勸躁症或鬱症患者的，其實對一般人也很有用。

「他說他現在還沒打算結婚，也還沒打算有孩子。」她眼淚簌簌地掉。她皮膚白，更顯得眼眶和鼻子紅通通。

沒打算生孩子，卻不戴保險套，這種男人，哼。「假如男生意見和你不一樣，你就自己決定吧。你的能力、家庭支持能不能讓你自己獨力照顧小孩，你可以評估看看。生孩子不見得一定要結婚，取決的是你自己要不要當媽媽。」每個女人都有她過不去的某些地方。但是最不該過不去的，是社會偏見和舊思想。盤點自己要什麼、能做什麼，才能勇敢邁出自己的下一步。

「不過我還是得提醒你，你的子宮內膜異位症，在停經前是會復發的，這會造成輸卵管沾黏，日後你懷孕的可能性會逐年降低。而你現在的年齡屬於高齡產婦。心臟病和子宮開過刀都會讓你的懷孕有點風險，你可能需要剖腹產。」她一邊哭著，一邊用力點頭，然後抹著眼淚離開。

三週之後，她笑著走進我診間，「我要產檢。」

「好。」我相信她已經仔細思考過，並為自己做了決定。

之後她規律地來產檢，每次都是一個人，也絕口不提結婚這個選項，她選擇了自己撫養小孩。不是說決定生下孩子就比較正面，選擇放棄懷孕就比較不好，每個意外懷孕的女人，都有不同的無奈或者處境，但是我在她身上看到了勇敢的抉擇和承擔。未婚的意外懷孕女人，許多是慌慌亂亂地跟男友到門診，一問之下，沒有生育計畫，但是也沒有避孕措施。女生怨懟地看著男生，好像一切都只是他的錯。其實，女生如果沒有懷孕打算，要求男生有積極避孕責任，是兩性關係最根本的彼此尊重。若問他們打不打算生下來，女生又是轉頭過去看男生，男生搖頭，女生就轉過來對我搖頭。男生點頭，呃，非常少見，常常是肯定地搖頭。這時候醫師我通常就火了，對於中止懷孕肯定成那個德行，戴保險套倒是很不乾脆啊。另外那些決定生下來的人，許多也不是自己的選擇，而是爸媽決定的、男友決定的、男友爸媽決定的，然後懷孕過程又辛苦又累還變醜，憤恨地看著妊娠紋，好像全世界都對不起她一樣。這就是我看到的多數情況。

關於墮胎（我們就赤裸裸坦蕩蕩地這麼說吧，不必用什麼「人工流產」、「月經規則術」這種「聽起來比較無害」的詞了），除了在一些非常非常保守父權的國家連談都不能談之外，大部分的國家，都經歷或持續地在爭論女人對於子宮內要不要放一個胎兒有多少權力。台灣在過去這幾年，對於修訂「優生保健法」中的「人工流產」權限，婦女團體和宗教團體之間有很大的爭議：婦女團體堅持女性對於自己是否要繼續懷孕、是否要負擔懷孕過程和分娩過程的風險、是否要承擔接下來的育兒責任，國家應該給予充分的權利；宗教團體基於教義，不認同人工流產，甚至不認同避孕。我尊重不同宗教的教義，問題是，宗教內部的教義是否有權決定全國女人的懷孕和流產？強迫每個女人承擔根本不想要的懷孕、接受完全不在生命預期之中的小孩，是否真的就是愛生命？而又是否可能折磨這個女人？甚至讓一個不被預期出生的孩子，活在原本應該無私付出愛的父母的討厭、怨懟、甚至虐待之中？

非預期懷孕的議題永遠是反覆討論不出對錯的。但是「沒打算要懷孕就該避孕」，是永遠不打折的真理。至於懷孕是否就要結婚？我倒常常跟門診的女人們說，「這男人連戴保險套這種盡到保護你的責任都做不到，你確定要因為他不願意避孕導致的結果，跟他結婚？叫他為你和孩子的未來人生負責？」

倒是如果女人自己想要孩子，也準備好了自己與家人可以好好養育孩子，那值得祝福，也需要支持。

三十四歲以上的孕婦有較高染色體異常胎兒風險，她總是耐著性子認真聽我和諮詢師給她的產前遺傳諮詢資訊，明快地做出檢查的選擇。我相信她在職場也是這樣俐落而機敏的。因為心臟的問題，懷孕第八個月之後她開始比其他孕婦容易喘，下肢水腫得厲害。晚上沒辦法躺著睡，要半坐臥，而她勇敢地承擔著自己的決定。

她照時程來產檢，穿著寬鬆的孕婦裝，原先燙捲的頭髮長了，束了一個小馬尾在後腦勺。我擔心著她的血壓和心臟，幸好檢查都在正常範圍，沒有發生併發症。

「會不會不好睡？」檢查都做完後，我遞給她肚子裡女兒愈長愈肉的超音波照片。每個孕婦都會很珍貴地把這些影像留作紀念。

「不好睡啊，我躺平就喘。」孕婦怕熱，她邊說邊抹汗。皮膚還是白皙，不過因為懷孕，略顯浮腫，雙頰都冒了斑。

「辛苦你啦！加油，注意胎動，隨時有不舒服，要來產房喔！」我們年齡相仿，行事作風好像有一些類似的部分。沒多說，但是彷彿彼此有那個默契。雖然我一直覺得跟病人之間要維持一定的距離，以免因為私交影響專業處理，但是，我總覺得彷彿跟她在某部分，可以是朋友。

她平安懷孕到近足月，也把住院和手術時間都先排好。其實醫師我比她更提心吊膽，即使根據專業資料，她的風險並沒有比其他婦女高多少。因為先天性心臟病開過刀，會診麻醉科之後，我們還是將她列為高風險個案。她的剖腹產還是採取了全身麻醉，胎兒娩出之後，依照心臟病個案的風險，特別監控了她的心臟功能和體液狀態。

「小姐，我要讓你睡一覺喔，睡醒了小朋友就出來囉。」麻醉科醫師H彎腰在她身邊輕輕地說。瘦瘦高高的H主任，是我學生時期的老師，對學生嚴格，對病人則非常溫柔。

她有點緊張，可是盡力保持鎮定。我抓著她另一隻手，冷氣房很冷，手握著很暖。幸好她之前因為子宮肌瘤和巧克力囊腫開的刀，沒有造成骨盆太嚴重沾黏，手術很順利。小寶寶沒有被麻醉藥影響，從子宮的開口一探出頭來，就抓住助手側實習醫師的手指，逗笑了手術檯上的大家。手術結束，她被送進麻醉恢復室。即使恢復室麻醉護理師給她烤燈增暖，但全身麻醉醒了之後產生的頭暈，還有發冷的身體反應，還是讓她打著哆嗦。

「開完囉。寶寶很好。跟你一樣漂亮。」聽到我說的話，她虛弱地笑了。

住院過程，照顧她的是她的媽媽。跟一般家庭生孩子一樣幸福滿溢，滿室麻油雞的香，只是沒有看到男眷。3526病房是單人房，就在護理站旁邊。術後第三天我去查房，剛好下午的陽光從窗戶照進來，她正在餵奶，累得滿頭大汗。新手阿嬤陪伴在旁邊，幫忙注意小女嬰的奶喝得如何。那真是一個很美麗的景象。

---

24 巧克力囊腫是子宮內膜異位症的一種，異位的子宮內膜長在卵巢，造成囊腫和周邊沾黏。

25 抗黃體素製劑，早期妊娠人工流產藥品。

肚子裡的怪東西

一個長得很白皙的害羞女生，乾乾淨淨的鵝蛋臉，深褐色的直長髮綁了個簡單馬尾。

「哈囉，有什麼不舒服？」待她坐下，我問。

「肚子裡長了一顆東西。」她看著我，又有點害怕地把眼睛移開，她視線往下移，「診所醫師叫我到大醫院來看。」

診所沒有給她轉診單。這有幾個可能，一是診所隨口說了卻沒給，二是給了但她沒拿出來，三是診所說的跟她表達的不太一樣。病人很多種，久了還真的只能眼見為憑。

今天是個沒有超音波技術員輪班的夜診，我請她躺到診察床，「上衣拉上來、露出下腹部喔。」正要說出「把褲頭再拉下來一點」，我看到她露出來的身體，說不出來，也不用說了。

她偏瘦，可以明顯看到下腹部隆起，大約是懷孕二十四週那麼明顯，鼓起來的東西最上緣已經超過肚臍以上。那個隆起很顯然來自骨盆，由內而外撐鼓了她的下腹部。這種程度，絕對不可能是去給診所醫師檢查才發現，而自己不會沒知覺的。

「發現骨盆裡有東西是多久之前了？」我邊放上超音波檢查探頭邊問。

「大約半年多前，那時候說大約四、五公分。」她輕聲回答。而我眼前超音波螢幕下的那個腫瘤，直徑量起來，大約二十三公分。

「你自己有沒有發現它一直變大？」我明知故問。

她點頭，眼睛說出她嘴裡沒說出的那兩個字：害怕。

「你之前檢查到四、五公分大的時候，醫師怎麼說？」我整理一下病程。

「說要去大醫院檢查看看。」看來那時候超音波影像診斷就覺得有問題了。

「那你為什麼拖這麼久？」我問。

「我、我會怕。」她快哭了。長得這麼快，撐出下腹部的一顆東西，即使我不說，她一定也知道這不是一個好東西。

回到診間，我說明了超音波下的那些數字、超音波影像的呈現和代表的意義。我很誠實地跟她說，根據生長速度和影像特性都很難不考慮惡性腫瘤，但當然還是例行抽了腫瘤指數[26]、排了斷層掃描。

「有生過小孩嗎？」這是婦產科一定會問的，以及性經驗、懷孕次數、生產次數。我倒是不太問有沒有結婚。沒有。未婚，沒有生育經驗。

雖然檢查還沒全數完成，我還是先跟她排定了手術時程，也請她到時候找家屬來陪伴。

惡性腫瘤的可能性無法排除，請她和家人有心理準備。我非常老實地把所有良性惡性可能性、手術選擇、術後治療都告訴她。我知道她害怕，我看著心疼，但是不能不說。她必須知道，也有權知道，才能好好做決定。這叫做知情同意。她才二十六歲。

預約了一週後的住院，檢查報告都出來了，所有資訊判斷起來，卵巢惡性腫瘤的機會極高，但是沒有打開來拿出檢體，是不能百分之百確定的。惡性腫瘤手術和良性腫瘤手術不但處置方式不同，術前準備也不一樣。我們照著惡性腫瘤的術前準備流程，周延準備，將手術中的併發症或可能不良影響減到最低。手術當天爸爸、媽媽、姊姊都來陪她，還有一個年輕男生，和她一樣，清秀而害羞，應該是男友。我向她，還有所有家屬，再把所有打開肚子之後的可能性再說明一次。

卵巢惡性腫瘤的標準治療，稱為減積手術，意思是把所有可能有腫瘤的組織盡可能切除，而通常會把雙側卵巢、雙側輸卵管、子宮體、子宮頸都切除，並且將骨盆雙側淋巴也清除，有時包括盲腸和腹部大網膜都切除。而若是良性，當然只要把當側卵巢切除即可。但是她未婚，也未生育過，如果將雙側卵巢和子宮都切除，就完全沒有生育的機會了。這常常是一種兩難。最後她決定，可以的話，把子宮和對側卵巢留下，只要切除患側卵巢就好。

手術室為了抑制細菌生長，空調總是非常冷。她換了單薄的病人袍，躺上手術檯，臉色慘白，微微發抖，或許是因為冷，更或許是因為怕。

「放心。」我拍拍她。她點點頭。我知道她信任我。

「小姐你好，我是你的麻醉科醫師。我要讓你睡覺囉。」麻醉科H醫師說。

藥劑注入她的點滴，還沒數到十，她就睡著了。住院醫師帶著實習醫師開始在她肚皮上抹上消毒液，鋪上無菌手術巾。H醫師翻了一下病歷，瞄了一下她裸露出來塗著消毒劑的那個鼓脹的下腹，露出很疼惜的表情，「哎呀，這麼年輕，腫瘤這麼大喔！」給了我一個「你要好好照顧她呀！」的表情。

「好，time out[27]！」我換好手術無菌隔離衣，戴上無菌手套，待團隊都就緒。

「二十六歲女性，右側卵巢腫瘤，疑惡性。預計進行腫瘤切除手術。」住院醫師誦唸。瘦而年輕的病人，手術相對困難度低。皮下脂肪薄薄的，鋒利的手術刀劃開皮膚、肌肉層、筋膜層、腹膜層。兩分鐘內，肚子就打開來，實習醫師俐落地用開腹器械撐開腹壁，打開手術視野區域。跟超音波影像看到一樣的，表皮平滑的大腫瘤，像是自己跳出來似的，就在手術區域正中央。

「哇！好大！」實習醫師踮起腳，伸長脖子往病人腹內探看。

「嗯，先做腹腔沖洗！」我下指示。腹腔沖洗是用生理食鹽水在腹腔和骨盆深處沖洗，然後採取體液組織，送病理鑑定是否在腹腔內和骨盆內已經有癌細胞散落。肉眼上看起來沒有腹水，這是好現象[28]。

「看起來跟旁邊沒有沾黏啊。」我多麼希望我對於是惡性腫瘤的判斷是過度了。通常惡性腫瘤會往旁邊的組織侵犯，跟周圍的器官或組織會有沾黏的情形，譬如卵巢腫瘤侵犯到大腸，手術時就會看見卵巢腫瘤和大腸組織「黏在一起」，其實意思是惡性細胞沿腸壁生長過去了（但不代表有沾黏就一定是惡性腫瘤）。我輕輕伸手到腫瘤下方，往上一翻：腫瘤下方的外鞘膜已經長到破開了，腫瘤看起來像隻章魚，大大圓圓的身體，下方像長了觸鬚似的，突出乳突狀的組織，讓人不寒而慄。這是惡性的可能，太高了。

一般情況下，無法在手術前排除惡性或良性的腫瘤，會在手術過程中將檢體送往病理科進行「冷凍切片」，待細胞證據為良性或惡性，再決定是否繼續進行惡性腫瘤的根除手術及淋巴切除，但是她已經決定不做子宮及雙側卵巢切除，所以只把大腫瘤連同那一側根本已經看不出在哪裡的卵巢切除。

手術完成後四天，因為傷口復原不錯，我讓她先出院回家去，過幾天再來門診看病理報告。週末，醫學中心的醫師通常會到外縣市參加研討會或教育課程，如果突然有「醫師，某某病人現在在產房，（子宮頸）已經開六公分了」這樣的電話時，我可以回答「我下午都在外面開會，請其他醫師接手喔」，心情好像相對輕鬆一點。

手機簡訊響起，「醫師您好，您的患者〇〇〇病歷號〇〇〇，病理報告顯示為惡性」。現行的醫院報告制度，假如是惡性腫瘤、異常報告、通報性傳染病，發報告的單位要主動以簡訊通知負責醫師。這個動作是提醒醫師，要快點約病人回來做進一步處置。其實病人檢查後、手術後，醫師都會有預約回診的動作，倒是有些時候病人沒有依照醫囑回診。有些醫師病人多，如果遇到需要喚回進行後續積極治療的病人沒再返院，會錯過治療時間和機會。

原本相對輕鬆的心情轉為震驚，也許我不應該用震驚來形容，因為本來就判斷惡性腫瘤機率極高，可是看到報告上「病理報告顯示為惡性」，還是很讓人難過。我打了通電話給剛好在病房輪值，上次照顧她的專科護理師，請她查詢一下詳細報告。

「是卵巢癌，而且腹腔內灌洗出來顯示腫瘤細胞陽性。」她的聲音裡也充滿了遺憾，那麼年輕，誰都心疼。腫瘤細胞假如只局限在那顆腫瘤，那其實樂觀一點，但是骨盆灌洗出來的細胞有惡性腫瘤，那骨盆轉移的可能性就高了。她需要再做化學藥物治療。

她的名字在門診名單上，叫號鈴到她的號碼響，她和媽媽一起來。

「是惡性腫瘤，而且你需要再做化學治療。」我說。她立刻哭了。二十六歲，該考慮的是這個月工作的薪水可以買新的衣服、看電影、約會，甚至何時結婚、何時生小孩，怎麼會是化療？

我也忍不住，跟她一起掉眼淚。以前遇到病人在我面前哭，我通常就是硬忍，然後在快忍不住眼淚時趕快開藥批價，轉移自己的情緒。一直到我後來接受遺傳諮詢訓練課程，聽心理系的教授說，醫師的同理心和表達感受是不影響專業形象的，我才放開我的顧忌，開始真心地難過，也跟病人一起難過。

等她情緒穩定一點，我開始說明化療程序、疾病發展等後續會遇到的問題。「你們討論看看何時來做化學治療的第一個療程。」

上次出院之後，為了保全她的生育功能，全家傾向子宮和另一側卵巢都留下，而因為化療會影響卵子，也先請她找了不孕症醫師討論，決定要先取卵子出來冷凍，因此已經排定取卵的時間。

「好。那取完卵子再來化療。」事先準備治療流程與計畫的好處，就是不會手忙腳亂，能一步一步依照評估過的需要和想法來處理。

「我不要化療。」她堅決地搖頭，紅著眼眶。

「你的腹腔骨盆腔內細胞灌洗結果，腫瘤細胞報告是陽性，這些是我手術無法幫你排除掉的，需要用化療來把這些細胞解決掉。」怕她誤解她的癌症期數和治療需求，我再說明一次。可是不管怎麼說，她就是拒絕化療。搖頭再搖頭。

「你怕掉頭髮變醜嗎？」我突然想到。

搖頭變成了點頭。

唉，畢竟還是個愛漂亮的年輕女生啊。我們醫師眼睛裡看到的是數字、細胞和疾病，哪能想到其實病人害怕的是什麼呢？即使對醫師來說那想法荒謬或幼稚，但那是她重要的東西，疾病已經剝奪她那麼多了，還有那麼一絲堅持與在意，難道不應該被當成一件重要的事情看待嗎？

「化療會掉頭髮沒錯。但是治療完成之後會再長出來。」我從前輩醫師那邊學過這樣的建議，「這樣好不好？開始治療前你先去挑假髮。現在假髮都製作得很精美自然，你先挑適合的顏色、樣式，可以先開始戴戴看，修剪修剪。這樣你在治療過程中還是可以美美的。」她同意了。

一個月後，她完成取卵程序。入院化療。前幾次的化療，身體比較難適應，通常很辛苦。她吐得很兇，臉色慘白，幾乎沒有辦法吃東西。本來就瘦瘦的她，更顯纖弱。但是整個治療過程，她很勇敢地接受了這一切的辛苦。

「加油喔。第二次了。」我在她跟家人帶著簡單行李入院時，在護理站給她一個鼓勵。

「好。」她之前在門診時對於那日益鼓起腹部內怪東西的恐懼，以及對於化療過程的擔憂，彷彿都消失了。

「你其實是個堅強的女孩。」我很想這樣對她說。

就惡性腫瘤來看，若無特殊考量，多數病人的治療療程其實非常規律，這是有國際性的治療建議流程標準的，台灣的國家衛生研究院也會提出各種不同型態腫瘤的「腫瘤治療指引」，各專科醫學會也會根據各專科最新醫療實證，定期更新「腫瘤治療標準流程」。所以台灣坊間民眾常常在傳遞偏方、耳語各種替代治療，或者追求某科名醫，其實是庸人自擾，甚至誤己害人。

她的後續治療很規律。門診檢查確認了白血球有回升[29]，確認肝腎功能沒問題，就排定住院日，之後進行大約三天的住院化療。無特殊情況的話，出院後門診追蹤一次，然後再預約下一次住院前門診。以此循環。她後來每次到門診追蹤排定下次住院化療日期，都是笑瞇瞇的。門診和住院的護理師都會鼓勵她，「加油喔！功課做完就可以畢業（結束療程）囉！」在醫院，有些特定癌症的化療時程需長達半年，病人來治療時還會自稱「班長」，與護理師一起分享點心，治療時得空還來護理站跟護理師話家常。

她後來每次化療都是媽媽陪她。「醫師，我們來住院囉。這個給你。」好大一袋的燕巢芭樂。原來她的老家在燕巢。

「媽媽不要忙啦。你北上交通夠辛苦了，不要再提這麼重的。好好照顧女兒就好。」第二次起我就跟她這樣說了。不過，所有的媽媽都是覺得冷就逼你穿衣，怕你餓就硬要你多吃，她的媽媽每次治療都還是帶一大袋芭樂來。

這是她第五次化療，我帶著實習醫師去查房。化療帶來的身體不適已經比較減緩，雖然還是有點虛弱，她看來精神不錯，還畫了一點淡妝。

「今天看起來很漂亮欸！髮型也不錯。住院也要讓自己美美的，很好。」女婦產科醫師能夠跟病人聊這些，我總覺得是我們的性別優勢。對我的稱讚，她開心地笑了，我跟她順便約好下次門診日和住院日。「明天抽完血、看過報告就讓你回家。媽媽也好趁週末回燕巢去。幫我跟她說芭樂很好吃，但是下次不要再帶上來了，太重。」她點頭，笑著。

走出病房後，我問實習醫師，「有沒有什麼問題？」

「老師，她的化療處方不是〇〇嗎？怎麼沒有掉頭髮？」這個學生有讀書，好孩子。

「假如我告訴她，你問了這個問題，她會非常開心。」我開心大笑，「其實她有掉頭髮喔。」

「啊？」實習醫師被弄糊塗了的表情真可愛。

26 與卵巢、子宮內膜有關的腫瘤指數是CA125。但腫瘤指數只能做為診斷參考資訊之一，不能做為確定診斷。尤其CA125在非惡性腫瘤的情況下也有很多時候有可能偏高。

27 手術進行前的time out制度，是讓全部工作人員一起確認手術病人、手術部位、手術術式等重要資訊的動作，是確保手術安全與品質的流程。

28 若有因惡性腫瘤而產生的腹水，表示癌症期數已到第三期。

29 化學治療藥品會產生暫時骨髓抑制，因此病人會短暫出現白血球數量減少等免疫力下降的現象。

家

那女人走進診間時帶著一種優雅的氣場，質感很好的套裝，絲襪包裹著的一雙美腿，感覺得出大約是個中高階主管職的職業婦女，很知道社會氛圍和自我節度的那種自持。她身後跟著的女孩，一頭長髮，服裝不太合身，太長的袖子，袖口有一些髒污，像是習慣性抹鼻涕的孩子常有的那種袖口。這組合還真有點怪。

女人開口，「醫師，她要來做子宮頸抹片檢查，還有，可不可以幫她驗一下性病。」呃，我原先假設可能只是個痛經個案的想法落空。

這個端莊的女人是女孩的姑姑。女孩十六歲，臉蛋看起來白白淨淨，水汪汪一雙大眼，眼神卻是茫然，好像不知道視線要對哪裡。

女孩的媽媽跑了，爸爸也離家在外，全靠這個姑姑照顧她。這個女生沒再念書，也沒工作，跑去住男友家。姑姑覺得打罵也沒什麼意思，把該注意的一些疾病檢查一下倒是比較實際。這是個好態度，多數青少女跟男友發生關係，家屬第一個念頭就是生氣，責備多過一切，可是對青少年來說，被責罵不會讓他們改變行為，只會隱藏行為，一直到鬧出更大問題被發現為止。這姑姑或許是經過了那些驚訝和生氣的時期，或許真的很有社會歷練，當然，也很可能是已經對照顧這個女孩感到疲倦。

「那我們做一些檢查好嗎？」我向女孩詢問，她沒有任何一點抗拒或害羞的樣子，點點頭，到內診區去褪下褲子。

下身赤裸的她，大腿和小腿上有許多傷痕，新的舊的都有。我心中一驚，該不會是個受虐的孩子？但下一秒就見她絲毫不以為意地在內診檯上跨開著腿，一手摳抓著腿上的傷痕，新舊傷痕仔細看都是搔抓或是碰撞而來，看來，這是個自我照顧不太好的病人。我過去的經驗，才十六歲的女孩，即使有性經驗，到了婦產科醫師面前要做檢查，通常都會很緊張，或者覺得不自在，她卻是絲毫不以為意。好怪。子宮頸抹片檢查採樣十分順利，倒是同時發現她感染了生殖器疣，俗稱菜花[30]，而且範圍很大，大約四分之一的外陰部和陰道內都有病灶。這樣範圍的病灶，病人自己應該會摸到有異狀，她倒是一點都沒有注意到。

「嗯，病毒疣的感染範圍很大，沒有辦法在門診處理，要排時間進開刀房，上全身麻醉之後再做電燒會比較好喔。」我向姑姑和女孩說明。姑姑可能早就對她的狀況有心理準備，完全沒有任何訝異的表現。女孩跟做檢查之前一樣，沒有太多的反應，睜著大大的眼睛，似懂非懂地看著我向姑姑解釋手術程序、麻醉風險、手術時間、術後暫時會有哪些症狀等。姑姑沒有什麼意見，一一簽完各式同意書。

「你還有沒有什麼事情要單獨問林醫師的？」這是青春期特診會用的諮商方式，通常一開始是家長和青少年一起就診，在討論完就診目的之後，就請家屬暫時離開診間。青少年常有一些不願意在家屬面前坦白的疑惑或困擾，醫師、護理師團隊與青少年在建立彼此信任的醫病關係之後，可以更深入瞭解青少年面臨的問題，或是發現潛在的風險，並在與青少年的諮商完成之後，建立青少年能接受的結論和下一步的處置方向，再請家長回到診間，在青少年面前對家屬做進一步說明，確立下次的治療方向或目標。這樣的方式有助於慢慢建立青少年與醫療人員之間的信任和溝通，當然，常常可以發現一些原先被隱藏起來的問題。

她聽到我這一問，眼睛一亮，「有。」於是我請姑姑先到診間外面等候，讓我跟她單獨聊聊。

「你要告訴林醫師什麼呢？」我稍微向前傾，像是要聽她悄悄話一樣，笑著問她。

她像是個藏了祕密很久，終於可以分享的小女孩，「林醫師我告訴你喔，我懷孕了！我男朋友叫我不要講，他說等到小孩很大了再講，這樣我們就可以有貝比了。」她眼神閃亮亮，喜孜孜的。

這。下。問。題。可。大。了。

她願意告訴我這個重大的不得了的祕密，取決於她對我的信任，相信我不會讓姑姑知道。假如我向姑姑揭露，相當於是損壞青少年對於負責醫師的信任，之後這個青少年很可能會關閉跟這個醫療體系的溝通管道，我們就會失去幫助他們的機會，除非出了更大問題，否則他們不會願意主動求助。問題是這種和人命有關的事情，就算現在我們幫青少年瞞著家人，接下來又要怎麼辦呢？青少年專科真的是很麻煩的一個專科啊。

「呃，你知道你已經懷孕了？」我先多瞭解一點狀況，看看能不能想一些方法。

「對呀，我男朋友跟我去診所檢查過了，有十二週了喔，我們的貝比欸。」她很開心，這個懷在肚子裡的小生命像是她藏起來的寶藏一樣。但是通常歹誌毋係囡仔郎所想的那麼簡單啊！我猜那個男友年紀應該也很輕，他們這樣處理，之後問題可能更大啊。同時我也在心裡犯嘀咕，她的產檢醫師對於這對兩小無猜、尤其才十六歲的準媽媽，沒有任何進一步的關切嗎？

「可是你排了手術要來做電燒治療欸，我們要幫你做全身麻醉，那樣小貝比會吸到麻藥喔！」我想到了一個方法。

「這樣小貝比會不好喔？」她才十六歲，看情況心智年齡應該更小，這樣的狀況下要「等小孩很大了我們就可以有貝比」，實在很讓人擔心。

「會啊，麻藥打進去你的身體，貝比也會吃到喔。你懷孕的話，應該要改半身麻醉，對小貝比才安全喔！」其實例如緊急急救、胸椎以上範圍需要麻醉、孕婦身體狀況無法配合半身麻醉等特殊情況下，即使懷孕，還是可以在全身麻醉之下施行手術，但是如果可以選擇，半身麻醉當然減少胎兒暴露在麻醉藥品的風險[31]。跟診護理師給我一個「天啊這件個案好難處理」的眼神。

「你讓姑姑知道，讓姑姑一起幫忙你啊。」來來回回解釋了幾次，她終於聽懂了，也同意我告訴姑姑她懷孕的事。姑姑回到診間聽到這個消息，當然是臉色鐵青。她應該有心理準備早晚遇到這天，不過看來還是出乎她的意料。

「不要生氣，找對方家長好好談。」青少女非預期懷孕的個案家屬，通常在剛確診時，很難不氣急敗壞。尤其女生家長常常有「我們家女孩子吃虧」的心態，光是找男生家理論，就讓兩個不小心鬧了人命出來的年輕孩子不知所措，女孩要面對接下來的懷孕或分娩、人工流產等處置當然很折磨，但是避孕的觀念應該兩方都要有，況且，我常覺得那個「肇事者」其實也不好過，更缺乏心理支持和情感協助的資源。

花了一點時間慢慢跟姑姑說明，這個懷孕週數可以做的選項有哪些：假如他們決定繼續懷孕，就得進入規劃產檢的時程；如果不打算繼續懷孕，已經十二週以上，其實能做的選擇也不多了，就不用急，「大人們」好好坐下來談談，再決定吧。

在雙方家長面對意外懷孕的下一步之前，還是先安排了菜花的電燒手術。如我們規劃的，採取半身麻醉。菜花電燒多半採用點滴藥物全身麻醉，開刀房看到半身麻醉的處置單，都先疑惑了一下，以為我們輸入了錯誤的麻醉方式，待我們解釋這個十六歲女孩除了菜花之外還懷孕，刀房姊姊們（其實是阿姨們啦）都默默地搖了頭。

手術當天姑姑沒來，等在開刀房外的是男友和另一個與他同齡的男性朋友。原來男友還在當兵。看起來就是個普通的年輕男生，不像壞人，也不是特別成熟或幼稚。在她手術完送進恢復室觀察時，兩個男孩在開刀房外等著，我照例解釋病情和返家後注意事項，男孩乖乖聽著，也不知聽懂多少。

菜花手術後再過一週，姑姑和男友陪她來產檢。姑姑說，雙方家長心平氣和地好好談過了，男方那邊也希望孩子生下來，待這次產檢之後女孩就要正式住進男生家，由男生家人照顧。不論如何，沒有大吵大鬧甚至要賠償一類的，總是好事。青少女非預期懷孕假如能有充分的家庭支持，算是不錯的。女孩很開心，眼睛閃著快樂的光芒，像在看著什麼絢麗的寶藏一樣，看著超音波銀幕中已經有小小人形的胚胎在羊水中晃動著。

某天早上剛準備上診，急診室打電話說有個病人要找我。一看是她，哭得眼睛腫腫的，手上身上都有傷。我問是不是男友打的，她只說是「跌倒」。跌倒的傷一定是在身體較突出的部分，怎麼可能是手臂和小腿。後來才慢慢問到，是在男友家裡跟男友家人起糾紛，大概有些拉扯才跌倒的。

「林醫師，我的貝比會不會怎麼樣？」她不講自己發生什麼事，掛心的還是胎兒。我問了一下她的症狀，沒有陰道出血、沒有下腹疼痛，腹部沒有任何撞擊，應該沒什麼問題。男友的媽媽恰好走進急診室，「胎盤不是說有怎麼樣嗎？那這樣小孩不要了。」

原來昨天急診值班的同事因為病人主訴跌倒送醫，在病歷診斷上寫了「疑似胎盤早期剝離」。胎盤早期剝離是產科急症，意思是在胎兒還沒娩出母體之前就發生了胎盤和子宮之間脫離的現象，因胎盤剝離會導致大量失血，可能在短時間之內造成胎兒死亡，也可能造成母體失血過多而併發凝血功能不良或休克。

為了安（我和病人的）心起見，我再安排了一次超音波檢查（這其實是防禦性的醫療檢查，健保資源就是這樣浪費的啊），結果當然如預期，胎盤好端端，胎兒也好端端。

「因為她有跌倒，昨天的醫師擔心可能有胎盤剝離的問題，但現在檢查起來沒事喔。」我重新說明情況。

「不管有沒有事啦，反正就是不要了。」她大手一揮，一副嫌煩的樣子。

講這個還是不是人話？把胎兒當可樂瓶，隨便說要或不要的？

我只好再請姑姑來醫院一趟。「你們兩邊現在怎麼回事？」我實在很無奈。

「男生的家人這邊又說不要了啊！這陣子每天在他們家吵鬧，昨天就是吵到太兇，把她推倒在地。」姑姑又無奈又生氣，「當初我就說不要繼續懷孕下去，他們說要，現在又反悔說不要了。」

不是不相信未成年個案能夠扮演好父母的角色，而是未成年懷孕的個案到後來常常是這樣的收場。年輕的女孩聽著男孩的決定，男孩說要生下孩子，女孩就滿心歡喜地等著三個人一起組成家庭。問題是，年輕男孩常常沒有好的經濟能力，甚至很多時候男孩還在念書或者還沒有工作能力；更糟的是，男孩願意承擔經濟和家庭責任、能想辦法養活自己「妻小」的能力和決心更是闕如。那些在女孩面前講的所有承諾，到最後都是要自己的爸媽收尾，如果爸媽有什麼意見，男孩也只能全盤接受，一點擔當都沒有。即使因為意外懷孕而結婚，生下小孩後，多數情況是女孩搬入男孩家裡，男孩通常在父母支持下繼續念書，他的世界其實沒什麼改變，但女孩卻成了「專職母親」，被迫中斷學業，沒有未來就業的能力。而且，因為抱著「還不是搞到懷孕了所以才娶她」的想法，男孩和男孩家人對這個「迫不得已只好接受」的媳婦，語言和心態上總不容易太友善。這些女孩常常是男孩家中最沒有地位、最委屈的一個。社會上總把「最後結了婚把意外懷孕的孩子生下來」說成「修成正果」，然後大家就認為這兩個年輕的孩子會好好扮演「父母」的角色，儘管事實並非如此。

我請他們先由急診出院，回去討論清楚到底下一步打算如何。醫師的職責是把可以選擇的方案都充分說明，但是未來長長的人生，他們要怎麼抉擇，我們也只能尊重。我也提醒姑姑，如果女孩的監護權人還是她的父親，根據優生保健法，有一些文件必須要父親帶著證明身分的資料來簽名才行。這也是一個很麻煩的法律規範。常常照顧者不是具有法律權限的決定者，要簽一些文書的時候，就得再想辦法把法定代理人找出來。

幾天之後，女孩的爸爸出現了，板著一張臉來簽了同意書，決定終止妊娠。要說是這個男人對女兒不盡責，或是說對女兒無能為力呢？女孩的男友在重要關頭撒手，女孩的父親何嘗不是在更多時候撒手。很多處理家暴和非預期懷孕案件的社工，常常討論個案到最後，都搖著頭說，「男人無能承擔的，比我們想像的可多了。」

入院進行終止妊娠那天，女孩還不願意放棄，瞪大眼睛問我，「林醫師，我真的不能生這個貝比嗎？」她只是傻傻地喜歡一個無法承擔她的男孩，相信一個男孩畫出來的泡沫遠景；回頭看，她沒有自己的家，也無能力建立一個自己的未來。能幫她承擔這一切的大人，只好做出大人們所認為比較好的決定。

她的懷孕週數大約是十八週，要用藥劑促進子宮收縮的方式將胚胎排出。有些很惡意的團體總愛用即使是幾十年前亦十分少見的碎胎取出術影片，來恐嚇青春期的女孩。事實上，老早就沒有那種人工流產法了，那種做法除了會導致大出血和感染甚至子宮破裂之外，醫療人員也無法承受那血淋淋的過程啊！不要為了宣揚自己所認定的婚前守貞等理念，把醫療人員講得像是什麼恐怖片的殺手一樣！同時把（因為連保險套都不會戴的男生惹出來的）非預期懷孕的女生，用恐懼和罪惡感綁架，讓她們更加無助和恐懼。

正常情況下的子宮頸，開口不到一支原子筆筆芯大小，且有大約三公分的長度，這樣才能讓胎兒好好地被留在子宮腔內，而大約十八週的胚胎，大概三百克。因此終止妊娠的程序，不論是為了接受人工流產女性的安全健康，還是為了顧及人道尊嚴，多數使用可軟化子宮頸並且促進子宮收縮的藥品，若是沒有藥物的情況下，早期有逐步擴張子宮頸的海草棒[32]，也有將導管放置入子宮頸，以水袋拉力逐漸將子宮頸撐開到大約有一到二根手指頭的寬度，也就是一邊讓子宮頸打開來，一邊讓子宮強力收縮，把胚胎排出。

這樣的引產大約需一到三天，整個過程會有類似月經疼痛的下腹悶重感。在這樣的處置下，胚胎和胎盤都可以完整排出，一方面避免過程中出血太多，二方面不論對流產婦女或醫療人員來說，都比較沒有心理負擔。當然，對於流產胚胎，也比較尊重。

有「可獲得又安全」的人工流產，是世界衛生組織和聯合國對於婦女健康的重要議題之一。為了避免非預期懷孕，適當的做法應該是正確普及的性教育和充分的身體充權，而非以道德恐嚇或是宗教論述掩蓋性知識和性教育。

還好折磨沒有很久，住院第二天下午，胚胎就排出了。例行做法是把排出的胚胎和胎盤包裹好，裝進紙箱裡，待殯葬業者來取。除非特殊狀況，不會讓病人看。她哭得眼睛紅通通，一直要求我，「我可以抱一下貝比嗎？」「我可以看一下貝比嗎？」怎麼傻氣成這個樣子呢？這殘酷的現實和她的傻氣，讓人好無奈，不由得令人莫名生氣起來。我耐著性子把醫療流程弄完，出院單弄好，開好出院帶回的藥物和回診單，打算再觀察一個晚上才讓她出院。

第二天早上巡病房時，護理師追上來，「問題又來了。現在雙方為了誰付醫藥費爭執不下。」

我進病房，找到她的姑姑。姑姑的意思是，一發現時就不打算讓她繼續懷孕了，是男生那邊說想要孩子，才繼續產檢的，後來又說不要，女生這邊心裡折騰、身體受苦，都很吃虧。男生這邊應該要負責這次住院引產的費用的。

男孩的媽媽說，「我怎麼知道那是我們家兒子的？」男孩坐在旁邊，一聲不吭。

我真想把那一幕給所有年輕女孩看，讓她們認清現實生活裡，男孩和他們的母親就是會這樣看待你們，男孩所承諾你們的「我們可以一起有美好未來」，他們根本實現不了，他們最後選擇的，是繼續當媽媽身邊的乖兒子。

台灣的偶像劇裡，已經有很多描述發生性關係的劇情，可是我們鮮少在這些戲劇中，看到主動拿出保險套的男性，或主動尋求有效避孕的女性，甚至常有男女主角因為喝醉了或什麼原因，發生了不安全的性行為，之後發現意外懷孕，此時卻發現這個男主角又帥、又貼心、又有身分地位經濟能力、還非常想跟女主角在一起，組成家庭。影片最後的畫面常常是「一家三口」在充滿溫暖陽光的鏡頭中。

多數出社會、經歷了一些現實的成熟女性，對這樣的影片頂多沉迷幻想一下，心裡都知道，這些不可能的，但是年輕的女孩呢？她們怎麼會知道，要面對的現實居然這麼難堪：不願認帳的男方家，一聲不敢吭的男友。我打電話請醫院法務室主任來幫忙。會議室裡，女孩和她的姑姑坐在會議桌一側，女孩的爸爸依然沒出現，另一側是男孩和他的母親，以及上次菜花手術時跟男孩一起在手術室外面的那個男生朋友。對話一再重複，姑姑認為是男孩家舉棋不定，才會把事情搞到這麼麻煩，女孩住院引產，身心都承受很大的痛苦，怎麼可以男孩家「一點責任都沒有」？男孩的母親指著另外那個男孩，「她跟他也很好啊，怎麼知道她懷的不是那個男生的種？」這些「大人們」，讓人心寒。

女孩彷彿沒看到眼前這些醜惡的一切，不斷打斷爭執的對話，問我，「林醫師，我可以看貝比嗎？」「林醫師，我什麼時候可以再懷孕？」「林醫師，我肚子只有一點點痛，我可以不要吃藥嗎？」

我跟法務室主任看著這一片混亂。我真的火大了。腦子冒火一般的，走回產房。那個裝著流產胚胎的紙盒放在角落，因為還未批價結帳，葬儀社還沒來領。我抱起紙盒，走回吵成一團的會議室，砰的一聲，把紙盒往桌上用力一放，對著桌子兩側的兩群人，大吼，「通通給我來看看你們幹的好事！」

全部的人都嚇到不敢說話，連應該來「喬事」的法務室主任也嚇傻，只有女孩突然很興奮地說，「我要看！我要看！我要看我的貝比！」

「好！你們互告好了！」我看著男孩媽媽，「你認為這可能不是你兒子的種，是另外一個男生的嘛，好，告他們詐欺！」再轉過頭看姑姑，「你們家女生十六歲，有輕度智力障礙（我在她住院病歷最後一頁翻到這個診斷記錄），好，告他誘姦！」

會議室裡一片沉默，我繼續，「你們互告，讓法院來驗DNA，驗完就知道到底是誰的種，再來決定是誰的責任，如何？胚胎我幫你們冰起來，等驗完DNA再看誰負責帶回去。」

法務室主任起身，示意男孩和他的母親「外面談談」。會議室裡，女孩瞪大眼睛，跟第一次到我門診時一樣，視線不知道對在哪裡。包括我在內的大人們，再沒有人說話。

最後男方悻悻然地繳了費，辦了出院。

幾天後她依照時間回診，我問，「都還好嗎？」

她很開心地跟我說，「他們讓我住他們家，幫我坐月子欸。」彷彿她依然可能是那個家庭的一份子一樣。

幾個月之後，我又在內科大樓門口遇見她。

她變得非常削瘦，一雙眼睛顯得更大，還是那個對不到目標的眼神。她一看到我，顯得很開心，大聲喊我，「林醫師！」尾音甜甜黏黏的，像個撒嬌的小孩，是男生會很受吸引的那種聲音。

「你怎麼瘦成這樣？」我看著她蒼白的手臂，還是充滿抓破皮的傷痕。

「我來看甲狀腺吶！」還是那個開開心心的語調，不太整齊的齒列，看得出來有菸的染色。

「你要乖乖聽黃醫師的話，好好吃藥喔！」算算時間她應該是在等下午黃主任的診。難怪她突然變這麼削瘦，原來發生了甲狀腺機能亢進。甲狀腺機能亢進好發在年輕女生，症狀包括失眠、體重減輕、心悸，有時症狀持續較久，會出現凸眼，以及脖子甲狀腺腫大的現象。

若未妥善用藥控制，有時可能發生「甲狀腺風暴」，產生心律不整、休克、衰竭，甚至有生命危險。

「好啦！」小孩子一樣的尾音，開心地跟我揮手道別。

後來陸續在內科大樓門口看到她幾次，她抽著菸，依然蒼白削瘦。她獨自抽著菸的時候，看著遠方的眼神，竟有著憤恨和寂寞。

「欸你那個病人今天又來掛號了！」開診前，跟診護理師指著掛號名單給我看。擔任主治醫師不到幾年，我的困難或複雜病例比例很高，常常要安排特別檢查，或是進行很複雜的諮商，甚至有些病人進了診間沒說幾句話就哭了，要花一點時間待她們心情平復才能繼續看診。我因此成為門診公認「特殊病人超多，門診有夠難跟」的年輕主治醫師，據說我的診讓跟診護理師壓力都很大，也因此某些較特別的病人，我們都會記得，甚至惦記著。

隨著叫號燈響，她走進診間，看起來狀況不太對勁，頭髮很亂，衣服髒，身上臉上有一些小小傷口。她還是跟之前那個男友在一起，可是不住在男友家，也不在姑姑家，而是自己在外面租房子。我曾經希望她可以自立，問過她姑姑有沒有打算讓她學一些技術，即使不繼續念書，至少可以到一些青少女的收容單位，一方面減少對男友的依賴，一方面學一些謀生能力。姑姑很無奈地表示，安排過，也去了，不到兩週就說不去了，找工作或學技術也都待不到幾週就放棄。但現在卻自己住在外面？哪來的經濟能力？

她說起話來時腦袋似乎有點混亂，主訴不清不楚，問她月經週期也記不得，身體哪裡不舒服也說不出來。幸好算是對她的病史夠清楚，也知道她大概是什麼樣的交友情形，至少先把幾個可能出問題的部分處理一下，因此快速排了一些檢查。果然，又懷孕了。還好這次週數還小，算算大約六週。

問她怎麼懷孕的，她睜著大眼睛盯著我，眼神茫然，幾乎可以從那雙眼裡看進去她的小腦袋裡面是一片空白。講了半天，對方是誰，怎麼發生，通通不清楚；她講得顛顛倒倒，一下說有人給她吃了「睡覺的藥」，一下說不知道有沒有人。不過這次懷孕她倒是沒打算生了。我要她連絡爸爸來，畢竟一個人住在外面，可能造成懷孕的細節卻不清不楚，我怕她可能是被下藥迷姦，那就得考慮報警。

這次倒不像上次拖拉那麼久，過了兩天她爸爸就來了。爸爸開門見山地說，「林醫師，不用報警了，我問過她，她最近在援交。」爸爸很快地簽了RU486同意書，讓她服藥終止妊娠。

還不到二十歲，抽菸、援交、性病、意外懷孕、病情控制不佳的甲狀腺機能亢進、輕度智力障礙、缺乏家庭支持。下診後我跟同事談到我的憂慮，「怕這個女孩活不長啊！」

大概擔心援交的事情會被我罵或是怕大醫院會報警之類的，這件事過後，她沒再回來找我。我一方面掛念著這個家庭失能、自己無法獨立自主、沒有人生目標、只能一直靠男人的女孩。另一方面，老實承認我有點鬆了一口氣，面對她所產生的無力感，幾乎讓我滅頂。

之後兩年，我們沒再見過她。某天檢查室的Eva跟我說，「欸！你之前那個病人最近回來給某醫師產檢欸。我前天幫她做了產前超音波檢查。」

「她又懷孕囉？」我倒是不意外她懷孕，她一直很想生孩子。

「沒來找我產檢，我也輕鬆點啦。」

我一向認為醫師和病人之間要看緣分，有緣分就好好照顧，沒緣分，只要其他醫師能好好照顧她就好。況且我經歷過她那樣期盼有個家和孩子，卻被殘忍推開的歷程，現在她不來找我，很合理。

想不到三週之後，我的夜間門診預約名單上又出現她的名字。我沒有多問，翻了一下她的媽媽手冊[33]，懷孕第八個月了，換過幾間不同的診所，不過該產檢的時間都有照時程完成，那就好。她的媽媽手冊上密密麻麻寫了很多很多，要給肚裡小孩子的話。她稱肚裡的小孩子「我的小王子」，要他乖乖，要他健康，多麼高興可以有他。

可是來看診的她卻渾身菸味。例行產前檢查做完，她跟一般孕婦一樣問，「林醫師，我的貝比有健康嗎？」聲音還是個孩子，語氣像個孩子，可是她要當媽了。

「你要小孩健康就得戒菸啊！」我有點惱火，我不相信她之前的產檢醫師沒有提醒過她要戒菸，她那本密密麻麻寫滿多麼愛小寶寶的媽媽手冊裡，明明有很大篇幅提醒孕婦不要吸菸、孕婦吸菸對胎兒有傷害。對於嘴上說愛孩子，卻做傷害孩子事情的父母親，總讓我很生氣。即使醫師不應該對病人有情緒反應。

孕婦吸菸或者接受到二手菸，包括尼古丁、一氧化碳、鉛等物質會透過胎盤，進入胎兒血液之中，使胎盤功能受到影響，導致母體對胎兒的養分和氧氣輸送受到限制，可能發生胎兒子宮內發育遲緩、出生體重過低、早產甚至死亡。她完全忽略這些叮嚀，繼續不著邊際地說著不知道小孩有沒有可愛、自己多麼高興，諸如此類的話。我轉頭過去，叮嚀起陪著她來的男人，要他注意她的症狀，哪些情況要就醫，菸要戒，少一根是一根，不然孩子會缺氧、會瘦小。

那男人，幾乎是她爸爸的年紀，從進入診間到檢查結束，從頭到尾沒說話。看起來是個老實人，不像會占年輕女孩便宜的男人。長繭的手，每一個指甲縫、龜裂得厲害的手指，充滿工作帶來的髒污，像是某些人生裡面怎麼樣都去不掉的東西。

她跟那男人也沒說話也沒牽手，逕自走出診間。

過了第三孕期（妊娠二十八週直到足月），例行產檢頻率是每兩週一次。她跟其他孕婦一樣乖乖來例行產檢，總是夜診最後一號，大概是為了等男人下班帶她來。她沒有特別穿孕婦裝，反而穿著貼身且短到幾乎蓋不住屁股的短裙，上身也是極為貼身的低胸亮片露背小背心，露出一部分內衣，以及大大的肚子。讓人要替她擔心的那種暴露。長長的指甲，塗著豔麗的指甲油，儘管我建議過懷孕過程要少用這類東西以減少化學暴露，她依然沒聽進去。偶爾看診到一半去產房接生，經過候診區時看到她和那男人等門診，她像個被寵壞的孩子一樣玩著紫色皮套的蘋果平板電腦（當時醫師我還沒用過平板呢），和男人沒有一句對話。那男人總是一臉擔心又覺得就算說了也說不過她的表情，皺著眉，嘴唇被風吹日曬得脫皮乾燥。

她還是沒有戒菸，甚至可以聞出她在進診間之前才剛抽過。媽媽手冊上還是每次產檢之後，詳細記錄下的預估體重，同時寫得密密麻麻給孩子的話：她有多麼高興、多麼愛她的小王子。

產檢到最後幾次，進入足月。很擔心她沒有辦法察覺胎兒狀況或是產兆，每次都只好提醒那個跟著她來的男人，注意胎動、什麼狀況是破水、什麼徵狀代表規律的子宮收縮。

沒有人知道產科醫師其實常常比孕婦更提心吊膽。雖然現今科技和公共衛生已經大幅改善，但我們比誰都清楚，沒有順利活產、安穩分娩之前，沒有人敢打包票。更不用說，某些高危險妊娠，例如高血壓或糖尿病孕婦，何時到了必須出手介入提早分娩的臨界點，我們本著專業知識、檢查結果和臨床經驗，反覆在心裡惦著。台灣因為醫療技術極好，民眾幾乎忘了，醫療有非常多不可預期的因素，也有其極限，尤其分娩是有高度風險的事。醫師因為知道得多，愈懂風險存在，相較之下，所知不多的民眾幾乎完全不認為有風險存在，這種落差，正是醫療糾紛很大的原因。我的高危險妊娠孕婦極多，常常有某幾個孕婦即將面臨預產期，醫師我就開始提心吊膽，隨時準備因應緊急狀況。某次一個二十出頭沒有任何妊娠併發症的足月孕婦，半夜莫名發生胎盤早期剝離，產房十五分鐘之內檢查出來，把睡夢中的我喚醒，我馬上下醫囑「立刻進開刀房緊急剖腹產」——其實不用我給這個醫囑，產房也已經安排而且聯繫開刀房和麻醉科了——我換上衣服，開車到醫院，換了手術房衣服進到手術室，五分鐘之內孕婦進開刀房躺上手術檯，麻醉下去，一分鐘之內剖腹娩出嬰兒。幸好母子均安。

她半夜破水，男人陪她到產房辦住院待產，直到這時請他們提供身分資料，才確定了她和男人是夫妻身分。早上，我趁門診前到待產室看她，子宮收縮狀況不錯，產程也有一定進度。她痛到披頭散髮，半坐著，拉著待產床欄，滿頭大汗。她的爸爸和姑姑都沒有來，身邊只有那個男人。她跟那男人一樣幾乎沒有任何對話。男人一樣眉頭深鎖，看她痛到在床上扭來扭去，想伸手去安撫她，卻又好像不敢或不知道怎麼伸手。產房照慣例隨時回報產程進度，我再去看她時，她痛到沒什麼力氣說話，「林醫師，貝比到底還要多久才會生出來？」還是那個甜甜黏黏的聲音，有點孩子氣的那種期待。「再等等喔，（產程）有在進步了，加油。」

產科醫師的時間常常被待產和接生切得零零碎碎，她的待產我總不太放心，這天門診結束，乾脆不離開院區了，留在醫院補病歷、讀新的醫學期刊，順便準備下週給醫學生上課的講義。反正，總是忙不完。

「林醫師，你那個待產，胎兒心跳在掉喔！」產房打來。

我到產房去看胎心音記錄。足月胎兒的心跳，大約在每分鐘一百三十到一百五十下，而且要有一定的變異性，記錄上看來，大概一個半小時前變異性變差了，輪值住院醫師補充了一些葡萄糖水，沒什麼改善。最近的半小時開始，胎兒心跳數次掉到將近每分鐘九十下。「這是胎兒窘迫，再放下去，胎兒會缺氧。我們要安排剖腹產！」

「林醫師，我的貝比會不會怎麼樣？」她不太懂發生了什麼事，但是看到產房團隊開始加抽檢驗血、準備尿管、準備手術同意書、聯絡開刀房等動作，她緊張地哭了。

「產檢時就跟你說過要戒菸！你抽菸會影響胎盤血液循環啊！現在只好快點開刀把貝比抱出來才安全。」我對於她懷孕依然抽菸這件事，一直很生氣。男人沒有太驚慌的表情。我解釋必須手術的原因、麻醉方式、手術時間和術後狀況等，護理師拿給他一堆同意書，他默默點頭，一一簽了。

產後病房總是家屬很多，一方面生小孩是喜事，親朋好友總要來恭賀一下，另一方面生產是女人間的大事，即使時代已經到了有那麼多科技介入，所有當過媽的女人，尤其媽媽婆婆，不來施展一下經驗、給一些其實沒有好處的建議，好像不稱職一樣。

她產後住在三人一間不需自付差額的病房。走到病房最裡面那床，剛剖腹手術完的她，看起來累壞了，愣愣地臥在床上，長髮披散，看著從嬰兒室推過來，餓哭了的新生兒。男人完全不知道怎麼照料一個孩子樣的產婦和一個哭哭啼啼的小嫩嬰，床邊一個痀僂著腰的女人幫忙料理著，抱起嬰兒，無聲地搖著安撫。沒有像一般婆婆媽媽整個喜形於色的樣子，跟那男人一樣眉頭緊緊的。

我到床邊摸摸她的頭，「好囉，當媽媽了，要加油喔！」向男人和婆婆樣的女人說明了術後這幾天應注意的事項。轉身離開病房，我背後是一個啼哭的嬰兒，和三個沉默的大人。但她總算有了一個自己的家。

30 多半是性行為過程感染HPV病毒。

31 懷孕前十二週是胚胎重要成長時期，用藥限制較多，十二週後因主要器官都已發育完成，藥物對胚胎發育的影響相對比較少。但不論懷孕週數多少，用藥與否都應與醫師充分評估。某些慢性疾病用藥，例如抗甲狀腺機能亢進用藥、癲癇用藥、思覺失調症用藥等，都不能貿然停藥，此時可由醫師選擇安全性較高的藥物。假設懷孕過程需要手術，能夠進行半身脊椎麻醉當然可減少全身的藥物暴露，若碰到某些必須全身麻醉的手術，可與醫師討論安全性。

32 消毒過的乾燥海草棒，吸水後會慢慢脹大，把子宮頸撐開。目前已停產。

33 衛福部國健署的「孕婦健康手冊」，其中詳述各種懷孕、分娩相關知識。婦女在確認懷孕，進行第一次產檢時，醫療院所會提供手冊，讓孕婦有資料可以參考。產檢醫師也會在每次產檢時，把檢查結果記錄進手冊，供其他產檢醫師或接生醫師參考。

裝錯的身體

開診前例行瀏覽一下掛號患者名單，有些是老病人來追蹤的，可以先開檢查單節省她們的等待時間；有些回診看報告的，就先點開檢查報告，瞭解一下哪幾個病人需要特別叮嚀或進一步檢查治療。咦？有個十九歲病人，性別顯示為「男」？婦產科除了不孕症門診偶有男性來檢查精蟲，再者是丈夫和妻子一起來諮詢檢查家族遺傳疾病的，我的門診怎會有十九歲男性？「掛錯號的吧。」我朝跟診護士笑笑，有時候是前檯掛號人員輸入錯誤，若有時間我們會提醒前檯更正，但有時門診一忙，過號了，就算了。這次那個「男」，以為是空號，想不到，門診叫號鈴一響，病人真的走進來了。

很高，大概有一百七十四公分以上。打扮花了很多精神，荷葉邊長裙、烏溜溜長髮，頭頂是最近流行的粉紅色大蝴蝶結髮箍，刷了睫毛膏的長睫毛、寶藍色眼影、粉色唇蜜，雙頰還有淡淡的腮紅。因為又高又是長裙，彷彿是一抹很長的影子走進來。「她」是我在門診接觸到的第一個跨性別個案。

「嗯，有哪裡不舒服嗎？」和對其他病人一樣的詢問與微笑，我面對著「她」。仔細一看，可以看到撲了粉底的那張臉底下，是一個不脫稚氣的男孩，一點點冒頭的鬍子應該造成上妝的不小困擾。額頭側方還有兩顆青春痘，畢竟還是個年輕孩子。

「我要來拿避孕藥。」很輕柔的聲音，當然，聽得出來是特別挑選了音調。他的喉結還在。

「你可以告訴林醫師為什麼你要拿避孕藥嗎？」我微笑，不想讓他覺得我在質問，我給了一個側頭傾聽的表情。

「我的朋友說這樣皮膚會比較好，而且，胸部會比較大一點。」他有一點害羞，低頭看著自己的手。擦了指甲油，修得很漂亮的手指，只是男生皮下脂肪少，指節很明顯。

「嗯，你還沒有接受手術吧？」我問，一切都瞭解的那種態勢。

「我家人不肯幫我簽手術同意書，我要等我滿二十歲才能手術。現在先賺錢存手術費。」知道我是瞭解的，他好像鬆了一口氣。我看一下電子醫療系統上他的年齡，十九歲又三個月，還要等將近一年，才能以成年的身分簽訂契約或手術同意書。

「所以你想先靠吃藥來讓胸部變大一點？」我問。

「對啊，我網路上的朋友跟我說可以先這樣。」他有點開心了起來，像是知道了一個好方法似的。

「唉呦，假如你們真的以為吃避孕藥就可以讓罩杯從A變成D，那還需要整形外科醫師嗎？」我常得在門診澄清這種謠言。拜託電視上的女明星就老實承認，是靠整形醫師才有可能其他部位都瘦下來，只有胸部一直長大吧，不然老是有人來跟我要避孕藥來豐胸。「況且假如有用，那婦產科的醫師和護士不就都胸部很大？」我指指門診護士和我自己，呃，都還算有點程度，說服力不夠，算了。

他有點失望，「沒關係啦，一點點也好。」害羞地笑笑。

「來吧，告訴林醫師你的心理評估做到哪裡了，再來要去哪裡手術，你的計畫如何？」我想知道這男孩清不清楚他該準備的程序和手術細節。

「嗯，我的心理評估還要一年，然後，等我滿二十歲，我要去泰國手術。」他滿懷希望地說著。

這樣的個案，以前稱為「變性癖」或「變性慾」，後來稱為「性別認同障礙」，其實挑剔一點講，哪裡有「認同障礙」，他們很清楚知道自己想當哪一種性別，只是這個認同和生理表現不一樣，或是，和這個社會認為的表現得不一樣，英文則稱為transgender，跨性者。在台灣，這樣的個案必須經過兩年精神科專科醫師衡量鑑定，確定心理上對於性別認同有「障礙」，也就是身體是男性，但精神上認為自己是女性；反之身體是女性，但是精神上渴望自己是男性。衡量鑑定完成之後，再接受手術改變外生殖器，男性包括切除睪丸和陰莖，然後建立人工陰道；女性則是切除子宮卵巢，並做外生殖器的重建，可能植入人工陰莖。手術完成之後，身分證明文件都會改成新的性別。[34]

「台灣就有很好的技術可以開這樣的手術，為什麼要去泰國呢？」當然我猜這樣手術之於泰國，其專業程度與廣泛程度，大概就像整型手術之於韓國一樣。

「網路上的朋友是去那裡開的。」所有的訊息都是網路上的朋友。這是個多麼孤立無援的孩子。

他的特殊狀態勢必在台灣的傳統教育裡備受煎熬，一定也常被嘲笑甚至被霸凌。年紀還輕，沒有好的經濟能力，也沒有好的武裝能力，很難不去求被認同，但是根本難以被認同。一定是已經跟家裡吵架無數次，掀起了無數次紛爭，甚至被家人背棄吧。加上台灣傳統上還有重男輕女觀念，兒子生出來就是被期望要「娶妻、生子、傳宗接代」的，男同性戀都難以被家人接受了，更何況是打算把自己變成女人？他的情形，不像台灣某些疾病，多數人都瞭解或者至少同情，甚至成立病友團體、同好團體，一起爭取權益、爭取認同、分享資源，但像他這樣的一群人，勢必是背負著閒言閒語、批評、嫌惡，只好躲在狹隘的社會小小角落裡，彼此分享一點點經驗，而經驗對錯，都要自己去承擔。我好想問這男孩的家人和父母，「你們愛這個孩子嗎？」如果愛，怎麼會捨得放他年紀輕輕就獨自又茫然地尋求瞭解、尋求協助，又要去動一個可能需要數次才能完成的大手術呢？假如我們說家人和父母的愛，是最無私、最不求報答的，那麼，這個孩子只是沒有照著被期待的性別去生活，怎麼就被背棄了呢？

「可能去泰國做手術比較便宜，這個林醫師我不清楚，不過，你這個是大手術，假如沒弄好，會很麻煩喔。台灣這裡的醫師技術好，藥物、麻藥等也可能都比較好一些，況且在台灣手術才方便回診，讓醫師看看你復原得怎麼樣，有什麼併發症也能夠馬上處理啊。去泰國人生地不熟，語言又不通，你這樣有點危險欸。」我對這個孩子有著很多不放心，「至於胸部和皮膚喔，等到你手術完成了，胸部要多大多漂亮，都可以做啊，不要現在吃荷爾蒙啦。手術之後就需要吃荷爾蒙了，皮膚一定會變漂亮的。」我繼續講，「每一個女生都希望自己可以馬上變漂亮，可是你要想一想喔，這麼辛苦開完刀之後，你可能要再用這個身體六十年，現在把它弄壞了，那以後怎麼辦？以後可能會遇到很喜歡你的人啊，所以要先把自己的身體照顧好，按部就班，讓自己健健康康地變漂亮好嗎？」很難不多勸他一點。

「所以你不開避孕藥給我喔？」他還是很期待。眨著刷得長長翹翹的睫毛。

「不行欸，你看你的身分還是男性啊，如果我開了避孕藥，健保局會來找我的。」偶爾也要拿健保局出來擋一下，「聽我的話啦，慢慢來，不要浪費錢現在買荷爾蒙，存起來好好做手術比較重要。」

他滿懷失望地離開診間。我想他其實不是沒有別的途徑拿到荷爾蒙，可能只是想謹慎一點，所以來問問我的意見吧。至於聽了那麼一番話，他會不會真的如我建議的，等手術之後再去「弄這些有的沒有的」，我也沒有把握。這是個茫然無助的孩子，甚至假如他沒有辦法好好建立自己的信心和價值觀，手術過後可能還是要靠著那小小的團體彼此協助，困難地面對外面這個殘酷的世界吧。

我遇到幾乎所有來門診的跨性別個案都是獨自就診，難以想像他／她們每一個人過著多麼孤寂又獨自忍耐的日子。

一天產房臨時要接生，我結束前一個門診病人，就匆匆忙忙衝到隔壁產房，「給我二十分鐘，很快回來。」留下這句給跟診護理師。她們通常會趁這時候，稍微整理一下門診桌上滿滿的資料，同時對已經報到的病人稍作安排，該檢查的去檢查，該等報告的請衛教室先行協助。這樣，即使門診空了半小時沒看診，也不至於進度落後太多。

「抱歉抱歉！」自然產個案很順利，裂傷也不太大，稍做處理後，我趕忙衝回門診。打開診間門，看到一個男人坐在候診椅上，正確地說，是「躺靠」，他雙腳張得開開的，一手還掛在椅背上，大咧咧地靠著椅背。極短的頭髮，寬大的夾克，垮褲，潮鞋。旁邊陪同的是個中年婦女，看起來跟他有一點小小彆扭著。咦，是不是搞錯了什麼？這是囂張的家屬還是掛錯診的病人？我點開門診資料，「二十一歲，女」。「他」是跨性別者。

「哈囉，今天什麼問題嗎？」我裝作若無其事，轉頭朝向那位「男生」。

「在問你啊。」中年婦女小聲催促。

「我沒有問題。是她有問題。」那位「男生」抬了抬下巴，意指那個中年婦女。依然是一個手臂掛在椅背，雙腳張開開，躺靠在候診椅的姿勢。

「醫師，不好意思。」中年婦女有點尷尬，小小鞠了一個躬，「我女兒說要當男生，我們覺得是不是有什麼問題。」中年婦女衣著樸素，說話口齒清晰，感覺上是個讀書人家庭。

「很少有媽媽陪著一起來就診。你的媽媽不簡單。」這樣的個案很少會有家屬陪同，我直接肯定「他」的母親。「他」沒說話，但是表情柔軟了一點。

「所以想要變性多久了？」我單刀直入。看來這個家庭應該已經面對過這個問題了。

「我從幼稚園就知道我不是女生。」「他」臭著一張臉，還警告了一下護理師，「不要叫我小姐喔！」

跟我診的護理師都知道，我這邊有比其他醫師多的跨性別個案，因此都會注意稱呼。某一年衛生機關要規範門診隱私維護的法令，象牙塔裡的專家說，「呼叫病人，應避免直呼其名，應先叫號碼之後以姓氏加上先生或小姐來稱呼。」我們到場的臨床醫師笑翻。某醫師說，「我們在鄉下，大家厝邊隔壁都熟，誰在跟你某先生、某小姐，我們有時候直接叫阿明，有時候直接稱綽號，難道我伯公來給我看感冒，我也要叫他二十四號張先生嗎？」我也說，「我門診很多跨性還沒做手術的，健保卡上是先生，外貌上是個長髮桃紅長裙的小姐，你真的要我在門診打開門大喊十七號顧先生嗎？」後來那法令只簡單規範「應有適當稱呼」。這在門診可能是小事情，碰到個人可能變大事情，幸好沒有讓衛生機關說了算。如果就診時怕被直呼名字，那就去VIP門診啊，為什麼要拐彎想一些奇怪的「隱私維護」規範呢？

這幾年來看過的跨性別個案大概有十幾個了。一般人大概很難瞭解，他／她們對於自己的生理性徵有多麼厭惡。生理女性的跨性別者跟我說，每天看到自己隆起的乳房，就覺得好討厭，巴不得「把這兩塊肉切掉」，遇到生理期來時「簡直想死」；而生理男性的跨性別者也說，「我明明是女生，為什麼要長鬍子」，而突出的男性生殖器「根本不該是我身上的東西」、「看到就覺得噁心」。所謂「性別認同障礙」，原因不明，過去曾經有雙胞胎男孩其中一個因意外切除生殖器而被以女性養育，最後恢復男性認同而被研究者佐證「性別天生」的研究案[35]，也有許多個案證明原先生理性別與自己的性別認同無關，也與性向認同無關。在人權與性別友善的國家，已經逐漸在男／女二元化的性別定義之外，出現「性別含糊未定」

（ambiguous）或者「無性別」分類，有些則是可以待兒童成年之後，再自己決定性別。我在產前遺傳諮詢訓練過程，曾有一件個案，是「純陰陽人」，是罕見的一男一女雙胞胎受精卵，在形成受精卵初始時，就結合成一個受精卵，因此最後胎兒發育時，擁有XY/XX兩套性染色體，也因此在生殖器發育的部分，成為介於生理男性和女性之間，含混無法確認性別的生殖器。那件個案產前檢查時，雖然已發現有這樣的異常，但是因為性生殖器除了生殖功能之外，並不影響其他生理功能，也無涉智力發育等，這對夫妻決定繼續懷孕並生下來，至於新生兒的性別認定，出生登記先暫登記為女性，未來如何，就待孩子長大後自己決定。

「你開始打荷爾蒙了嗎？」我直接問她。很多個案會自行開始使用性荷爾蒙，男跨女的常常先吃口服避孕藥，女跨男個案則去買男性荷爾蒙來施打。

「打了。」她也很直接。

「欸你們荷爾蒙哪裡買的啊？」連醫師我都不知道除了門診開處方之外，還可以去哪裡要到男性荷爾蒙來自己打。我沒有露出任何「你們怎麼自己亂來」的表情或語氣，反而用一種「自己人聊聊」的態度問她。

「就藥局啊。」她一副「你們是真的不知道還是裝笨」的表情。

「你們去藥局，說要買男性荷爾蒙，然後藥局就給你了喔？」我是真的難以置信。

「嘿啊。」她那個一開始的抗拒與討厭的表情，少了一些。大概發現我不是那種會責備她的「長輩」。

青少年醫學訓練針對青少年的就醫行為，有不同於成人的考量，包括青少年會擔心被責備，而隱匿例如菸酒使用、藥癮、性行為等「可能會被罵」的事實，另外，也因為被父母親帶來就診，對於醫師會有「你跟我爸媽都是一夥」的想法，而會抗拒對醫師表達真正的身體或心理情況。因此面對青少年個案時，建立夥伴關係、確定彼此信任，是相當重要的。當然，這不代表要對青少年個案的現況全盤支持或者協助隱匿，而是在彼此信任的條件下，進行更進一步的溝通與協商。

「所以你月經沒來了？」我確認一下她的生理情況。

「嗯。」好像講到「月經」是多麼讓她難以接受的事情似的，她又出現了抗拒的表情。

「好吧。專業上來說，我希望你等兩年精神科衡鑑、生殖器及性腺手術之後，再開始這些荷爾蒙補充啦。不過你現在使用荷爾蒙，目前的醫學證據上，是也沒有立即傷害的證據啦。」我據實以告，「在跨性的個案，國外的專業建議，是先以自己想要的性別身分生活看看，這對於你確認自己的性別認定，是重要的。不過，沒有必要因為要當男生，就抽菸。」我其實聞得到她的菸味。

她露出「你看吧」的表情，看看她的媽媽。

「醫師，真的沒關係嗎？」媽媽很矛盾，又不希望「女兒」身體受損，又希望能出現問題能當作理由，來停止這一切。

「我可以幫她抽一些血，確認一下肝指數等等。只是根據研究，並沒有報告認為需要特別處理。倒是如果未來做了卵巢切除手術，會因為缺乏荷爾蒙而有骨質疏鬆的問題，到時候還是要好好補充荷爾蒙和鈣質。」其實婦產科專科醫師訓練沒有包含這部分，我是因為這幾年門診遇到這類個案不少，只好找期刊和研究報告來看。

「醫師，她爸爸覺得，她是精神有病。」媽媽有點難啟齒。我相信媽媽也很受折磨。

「這個不是精神上的病。我們已經不把性別認同障礙視為疾病了。」精神科我也是略懂。

「你可以跟她爸爸說嗎？」很多時候，家人是勸不動的，醫師的專業權威雖然討人厭，但有時候也有一點用。看來媽媽雖然無奈，但還是接受了她的情況。

「爸爸有來喔？」早知道就請爸爸一起進來，現在又要從頭講一次，「請爸爸進來好嗎？」進來的爸爸是位高大的男性，頭髮灰白，看起來結實健壯，繃著一張臉。

「醫師，我女兒有神經病！她一定是生病了！不然就是被誰教壞了！」關上診間門，爸爸當著她的面，毫不掩飾地批評。聲音宏亮，略有一點點沙啞。這個爸爸有點軍警氣質，如果不是軍警，也大概是公務員出身。他靠著門，似乎潛意識想與「有病的女兒」保持最遠距離。

「誰有神經病！你才神經病！」病人立刻回到防備的態度。整個劍拔弩張。

「你看！她以前不是這樣子的！她有神經病！她一定是憂鬱症！」爸爸也立刻進入極為憤怒的情緒。

他們父女一定已經在家吵了無數次，而媽媽退到牆角，偷偷拭淚。最後，他們在沒有結論的情況下，草草離開了診間。

兩週後的下午，門診來了一對中年夫妻，病人我看著眼熟，但是點開過去的就醫記錄，我沒診療過這位病人。先生看起來是個有點威嚴的高大男人，手上拎著幾張紙頭，卻不像一般病人會遞過來給我看他想問的資料。怪怪的。

「怎麼不舒服呢？」我照常開始問診。

「呃，我最近會頭暈，不曉得是不是更年期。」病人大約五十出頭，說話細聲細氣的。我對更年期的診斷通常嚴格，要先排除其他問題才考慮更年期。

「你月經停了嗎？還是有不規律的出血？會不會不好睡？有的女生會覺得熱潮紅，那你有突然從背上熱得像燒起來一樣嗎？」我開始做排除診斷。她說會耳鳴，還會頭暈，嗯，考慮是否轉耳鼻喉科做內耳檢查。

「醫師，她前幾天帶女兒來看你門診。」先生忍耐不住，打斷我跟病人的討論。難怪她面熟，原來是兩週前的夜診，精神科轉介來那個自行打男性荷爾蒙，外貌像個男人，行為也盡量模擬「男子氣概」，不能叫「小姐」的跨性別病人的母親。

那個中年男人，她的父親，手上捏著的紙張是我上次幫她驗的骨質報告，她因為施打男性荷爾蒙導致停經現象，為了排除是否造成骨質疏鬆，我們安排了檢查。她的父親拿著那份顯示為正常骨質的報告，對我說，「醫師，你能不能騙她說已經骨質疏鬆了，要她停止打藥？」

我明白是什麼狀況了，微微笑著說，「不能騙人吶，而且她成年了，我不能這樣騙她。」上次門診其實已經建議她等變性手術之後再打藥，不過，她是不會聽的。

灰白了頭髮、幾近崩潰的父親開始訴說他的擔心，一直說，「我認為她是頭腦有問題，她精神有病、人格有病！她只是叛逆，不是真的想變性！」今天換媽媽坐在病人診療的位子，只是嘆氣。媽媽的頭暈、耳鳴，其實原因自己也清楚，頭暈來自於長期失眠，而失眠是因為女兒變性的事。我不直接否定這個父親的說法，我知道他對「女兒」其實處在否認期，而通常這時候還伴隨著無力感而覺得憤怒。這父親與這「女兒」，其實已經類似多數父親與叛逆期兒子的相處，但是他心裡一直還覺得那是女兒，很矛盾，很困惑。母親對「女兒」的這個大改變，已經經過了否認和憤怒期。我猜這個「女兒」應該跟母親的互動其實還不錯，也像多數的兒子和母親一樣，有什麼心事，都先跟媽媽說。這個母親可能看著「女兒」男性化的打扮、極短的頭髮、束緊的胸部，早早考慮過女同志的狀況，心裡有一點準備了吧，等到女兒說自己要「變性」時，不至於一下子感受到從「甜美女兒」變成「男子漢」這麼極端的衝擊。大概媽媽自己也找過資料或者女兒分享過一些資訊，知道性別認同又不同於同性戀。媽媽是知道狀況的，只是，要變性，表示女兒要去做手術，要把身體的某些東西切掉，身為母親一定還是很衝擊，很焦慮，很捨不得的。

「我知道你們一定很難接受。可是像她這樣性別認同與生理性別不符的孩子，其實比你們想像中的多。我的門診一年會有好幾個喔。」我還是希望可以好好讓他們瞭解自己的女兒，「你女兒其實是幸福的，爸爸媽媽會陪著她，沒有放棄她。我門診看過好幾個徬徨無助的男孩女孩，因為不敢跟爸爸媽媽講、不被爸爸媽媽接受、被爸爸媽媽趕出家門，只能靠朋友接濟，靠朋友給一些或許有誤的資訊，跌跌撞撞，非常辛苦。我知道你們心裡很折磨，可是你們真的愛她，我知道。」

這個憤怒的、灰白頭髮的父親細數著「女兒」的暴躁、火爆、不禮貌、怪打扮，我不意外，這其實正顯示出他的「女兒」在每一個細節、每一個時刻，都想「證明自己是個男人」。

「我遇到跨性的孩子們，男跨女的，總是想盡辦法打扮得比一般女生還要漂亮、還要秀氣，不太穿黑的，不會素顏，不會剪短髮。他們平常一定精心打扮，粉紅色的裙子、長長的頭髮、時尚雜誌裡面甜美女生的模樣。說得不客氣一點，是我們一般女生不太會做的那種打扮，有點過火的打扮。為什麼他們要這麼做？因為他們要證明自己是女生。」我真心地跟這對父母說我的觀察和想法，「就像你們會非常生氣女兒怎麼變成這個樣子，為什麼要整天跟父母吵架，為什麼要穿成那種樣子，為什麼要坐沒坐相、站沒站相，為什麼要抽菸，為什麼要對父母甩門，為什麼爸爸愈是生氣愈是要氣你。」我嘆氣，「她只是想證明給你們看，她就是一個男人，她不是一時錯亂、不是一時糊塗。」

我說著，心裡也難過著。以前學生時期有一個男跨女的同學，他總是跟我們這些女生炫耀，「又有新的男朋友。」「別校的男生說我是我們班最漂亮的女生。」「有社會人士熱情追求我。」他還沒進行變性手術，就找同學陪他去買高跟鞋、買其實用不到的衛生棉。女同學被說比一個男生還不漂亮，覺得不平，不是很想理他；男同學捉弄他，起鬨說女生要會做針線活，他還真的又織圍巾又車圍裙，用盡全力「證明」自己「是一個女生」。聽某個學長說，他做完手術順利成為女生之後，參加系所活動都「穿得很露」，「嚇到沒學長敢單獨載他」。我看著每一件個案，愈來愈能理解，即使他們不需要這麼努力「表演自己」，他們總是不安的，因此想要讓別人知道，我是你們所認定的，典型的、標準的男生／女生。

爸爸還是氣憤難平，一直搖頭；媽媽倒是靜靜地聽我說，再傷心，也認真地想要多瞭解「女兒」一點。「如果你們認同了她的性別，反而讓她不用一起床就要跟你們抗戰，不需要以一言一行都得比男人還男人，來證明給你們看自己是個男人。」我其實超過了一個門診該給的，這個媽媽其實不需要「治療」，而我也沒有什麼可以「治療」她，但是我覺得該給他們一些時間，該多說一點。「你們接受她是個男孩，慢慢的，她可以不用這麼武裝、這麼刻意。」

「爸爸，你是不是可以試試看，跟她用男人對男人的方式溝通。」我知道這很難，「她現在這樣的狀態，她一定也很困擾、很痛苦的。」

這個父親，突然放棄了他的憤怒，我眼前是一張非常困惑，又非常疲倦的臉。

「喔，我一定要跟你們說，性別的認同，跟你們的教養或媽媽懷孕過程，都是無關的喔！沒有研究證實說這些是懷孕過程吃了什麼、看了什麼，或是從小成長過程有什麼問題造成的，她就是天生認同自己是男生喔。」我希望讓他們少自責一點，把能量留著去正面處理父母與孩子的關係，即使，她已經成年，是個成年「男性」。想到那個家裡，有三個人，只要醒著就要反覆想著「事情怎麼會變這樣」和「我就是要這樣」，真的好辛苦。

離開診間之前，媽媽幽幽地說，「我擔心她以後被社會歧視怎麼辦？」

「所以你們一定不能棄她於不顧。」我很堅定地要求著，「你們一定要讓她知道，你們再難過、再怎麼難以理解，你們還是會愛她、支持她。」

每個人都有自己的人生功課，而能夠無條件地被愛，是最珍貴的事。我多麼期盼，我的門診裡那一個個因為性別認同而困擾的、因為性向而不被接受的、因為刻板生理角色而受苦的男人女人，都可以無條件地被愛，讓他／她們面對社會的時候，稍稍有一點點力氣。

---

34 各國對於這樣生理性別和自己性別認同表現有差異的個案，接受程度不同。有些國家對這樣個案有其他稱呼，自然地接受，有些國家法規能夠允許「第三類性別」或是「未確定性別」。

35 可參考 *As Nature Made Him: The Boy Who Was Raised as a Girl*, John Colapinto, Harper Collins Publishers, New York, 2000. 繁體中文版《性別天生：一個性別實驗犧牲者的真實遭遇》於二〇〇二年由經典傳訊文化出版。

灰黑色的女孩

一個看起來很糟的女人帶著一個看起來更糟的女孩來看診。

女人很糟的意思，是看得出來把自己忙得一團亂的那種，焦躁不安、急急忙忙，說話時聲音沙啞，應該是喝酒喝很兇，甚至喝到吐，聲帶被嘔吐物或胃酸燒壞掉了，牙是黑黃的，抽菸抽得很兇染出來的。女孩更糟，齒列很亂，有兩顆牙爆出嘴唇外，皮膚是黑灰色，長得很矮小削瘦，眼睛有一隻是斜視，看東西時兩眼看著不同方向，頭髮髒髒油油的。

「小妹妹怎麼啦？」我問這位十七歲的女孩。

「林醫師！她很麻煩啦！她懷孕了啦！吼！這看要怎麼辦啦！我快要煩死了！」女人幾乎要趴到診療桌上來，對著我批哩啪啦的一次一大串。女孩依然兩眼看不同方向，不說話。

「慢慢講，有事慢慢解決，不要急。」青少女生育門診個案通常都滿麻煩，除了處理醫療問題，常常合併許多別的情況，包括情緒和家庭衝突，有時候一週遇到兩個，我就有得忙了。

「她不能懷孕啦！她有心臟病！會死掉！」女人沙啞的聲音，扯著嗓子大聲講。

「心臟病不是不能懷孕，要看有沒有治療或手術過，還有要知道是哪一種心臟病。」我故意把步調慢下來，不然跟著她急吼，事情會變很亂。女生常見的二尖瓣脫垂，可能有些時候會讓病人覺得喘，或是容易累，可是懷孕時的風險並不會增高；先天性心臟病常見的心室中隔缺損，若未治療矯正，懷孕時因為腹壓和血液循環狀況改變，則是有較高風險的；又或是心房中隔缺損，沒有經過手術治療，懷孕時會有一定風險。曾經我們有一件個案是懷孕後才發現心房中隔缺損，評估風險之後，只好先中止妊娠，安排心臟手術，之後再懷孕，就跟一般婦女懷孕風險差不多了。

「她有法洛氏症啦！你們這裡的C醫師有看過！他說會死掉！」法洛氏四重畸形[36]？難怪她這麼瘦小。先天有嚴重心臟病的孩子假如矯正得晚，心臟功能從小不佳，會持續慢性缺氧，發育上會遲緩，通常偏瘦、個子矮小。

我點開電子病歷裡小兒心臟科的記錄來看，診斷是法洛氏四重畸形沒錯，「開刀過了沒有？」這樣問其實只是確認一下，台灣很少知道先天性心臟病卻沒治療的。

「她沒有開刀啦！C醫師有說這樣她隨時會猝死！」她嗓門很大，猝死這個字眼響得不得了。病人在旁邊，姊姊大聲在她面前說她「隨時會死」，眼睛也沒眨一下。

「沒有開刀的法洛氏四重畸形？」我知道為什麼她看起來這麼糟了，沒有開刀的法洛氏四重畸形能活到十七歲真的算是很勉強，她那個灰黑的膚色是因為心臟供給身體的血液裡面氧氣濃度不足，身體各部分根本長期在缺氧，所以手指末端會是紫黑色，一點點活動就可以讓她很喘。偶像劇裡面那些有先天性心臟病的女主角，都是看起來皮膚很白的女生，其實真正有嚴重心臟病的人，皮膚幾乎是很暗沉的灰黃色，更別說那些演戲的女明星身高還超過一百六十公分，一點都不像心臟不好啊。

「沒有開刀的法洛氏四重畸形不能懷孕啊！有生命危險欸！」未接受手術矯正的法洛氏四重畸形，假如懷孕，是心臟病懷孕危險等級最高那級，不要說生小孩會危險，光懷孕過程就會因為心臟功能無法負荷增加的血液量，和脹大的子宮壓迫血液回流，而有生命危險。

「我知道啊！所以我才說很麻煩啊！」看來心臟科的Ｃ醫師有提醒過她們這個風險。不過醫師交代歸交代，門診常看到千叮嚀萬交代卻依然意外懷孕這種事。

超音波檢查起來懷孕十六週，四個月大了，人工流產手術也沒辦法做，要用引產了。這個被診斷為「隨時可能猝死」的女孩一直沒有說話。

「妹妹，你知不知道自己懷孕會危險？」雖然病人未成年，但是我還是想跟她討論一下。點頭。「你有打算要生小孩嗎？」搖頭。「需不需要林醫師幫忙什麼？」其實我也想不出現在需要處理什麼。搖頭。

「好啦，這個不能懷孕啦，很危險，週數又太大，不能手術，要住院催生出來。」非得這樣處理不可了，我示意跟診護理師拿同意書，一邊問女人，「你是她的誰？」

「我是她姊姊啦！」……難怪她沒有在門診又哭又罵，媽媽對於女兒非預期懷孕的反應通常會很強烈也很複雜，姊姊反而比較能平心靜氣處理。

「可是不行欸，她未成年，需要監護人簽同意書。爸媽都要帶身分證來簽名，她自己的也要。」跟診護理師已經很熟流程了，幫我補充。

「我爸媽都不在了啦！她監護權在我阿嬤那！」呃，難怪這對姊妹看起來過得很辛苦，家裡環境大概不是很好。

「那就要請阿嬤來喔，戶口名簿和身分證都要帶。」只好請出阿嬤啦。

「我阿嬤中風行動不便啦！住在山上欸！」事情可不可以不要這麼複雜。

「不行欸，法律上監護權是誰，就必須請那個人來簽字啊。」阿嬤可千萬別是臥床不能動的那種啊，我心裡想。

「林醫師我跟你說，」姊姊突然身子向我湊過來，擺出打算講悄悄話的動作，可是依然扯著嗓門對我說，「我跟你說啦！我是做特種的啦！特種那個你知道吼！」我知道，不是蛙人「特種」部隊那種，是營業登記常常是「小吃店」的那種特種。

「我這個妹妹都是我在照顧，我還要賺錢養家，我好苦命喔！啊現在她又給我出這款的，我實在不知道怎麼辦啦！」姊姊的菸酒嗓好明顯。

「我知道你很辛苦啦，遇到這種事也是很麻煩，可是法律規定是這樣，我們大醫院更不可能不遵守法律啊！」終止妊娠是很多婦產科醫師不願接的個案，一方面道德上「沒有好名聲」，二方面許多醫師並不瞭解法條規範，再說幫了又沒有什麼好的回饋，也沒有人會送你花籃說「恩同再造」，多一事不如少一事，這種「麻煩事」許多醫師都推得一乾二淨。我是科內少數願意接手這種別人都不做、還要花時間溝通討論的個案的醫師，只是遇多了實在也會無力，若不是想著這些女孩沒人幫忙，難道要讓她們帶著非預期的小孩過更慘的日子，所以我非常注意法規的條件。

「你還是請阿嬤來一趟，證件要記得帶齊喔！不然會白跑一趟！」我把該解釋的引產相關事項解釋完，護理師再多叮嚀了一次相關證件，就讓她們兩姊妹離開。

隔幾天，姊姊真的帶阿嬤來了，是位胖得不太健康的老人家，看得出來有一邊的肢體不太方便，應該是因為行動不便而胖起來的，也不排除有糖尿病。

「林醫師啊，拜託吼，這就麻煩你了。唉，我行動不方便也管不動她，啊怎麼舞這齣啦！」阿嬤不識字，一筆一畫像描圖片一樣在同意書上簽下名字，一邊擦了一下她皺紋遍布的眼角。

「阿嬤歹勢啦，啊就法律規定，特別麻煩你來。」看著老人家這樣實在也很捨不得，「啊你那個監護權看要不要順便去辦一辦給她姊姊啦，安倷你卡昧麻煩。」

「好啦好啦，我再看看。」姊姊在旁邊回答，依舊大嗓門。

排了住院日期之後，特別交代姊姊「最晚中午就要帶她來住院」，至少可以利用下午時間把重要的檢查做完，待晚上放藥之後，第二天白天如果不舒服，醫院有較足夠的人手處理，同時也可安排事先會診心臟科，比較安全。

我事先交代了產房，會有這樣的個案進來，也交代了住院總醫師和資深護理師要在病房準備急救藥物和監視器等，全部嚴陣以待。當然大家還是七嘴八舌地碎嘴了一下，「心臟病那麼嚴重，還可以有性生活，然後還懷孕？」這討論其實也合理，理論上性行為是頗為激烈的一種活動，心肺功能壓力不小，這樣光走動都會喘的先天性心臟病個案，竟然懷孕了。

結果等了一下午，等到快七點，非值班人員都下班了，姊姊才帶她來辦住院。

「我不是跟你說最晚中午就要來嗎？你怎麼搞到只剩值班人力的時候才來！」值班時間當然還是有人力和能力處理緊急狀況，但是正常班時間的人力和資源比較充裕，這種可以事先安排的個案，沒道理去壓擠值班的人力成本。病人老是搞不清楚這件事，結果一方面增加值班人力負擔，二方面又抱怨沒有得到好的照顧。剛開始收病人的時候，常有病人為了「不用請假比較方便」，明明可以平常日住院卻要求假日住院，甚至直接要求在農曆年再來住院，或者要求「假日再開刀」，後來我都直接拒絕。醫療不是服務業，病人想要方便，就要求由有限的值班人力來照顧可預期的病人，沒有這種道理。

「歹勢啦！我還要去接我二妹的小孩幼稚園下課咩！」她是真的忙得滿頭大汗、氣喘吁吁。原來還有個二妹。打聽起來，二妹有「正常家庭」。

「二妹不能自己去接嗎？」我對於她這樣搞不清楚輕重緩急有點惱火。

「平常都是我在接的啊！」她給我這樣的回答。我看得出來她很辛苦，但是一路看著她處理事情的方式，我也認為她的諸多辛苦，來自於不知道哪裡可以尋求資源，或者只處理了眼下的問題，卻沒有進一步去想該如何減少未來可能發生的困擾。譬如既然都是她在照顧小妹，那就應該把監護權從阿嬤改到自己身上，不然每次遇到需要法律文件就得再把阿嬤找來；又譬如接幼稚園小孩，要不她提早帶小妹來醫院之後再去幼稚園，要不就要求二妹今天親自接孩子，甚至事先跟幼稚園老師討論方案，都可能讓她不用這麼忙亂。如果一個人總是被雜事纏身，日子久了，結果就是許多重要的事情被延宕，或讓自己精疲力竭，兩者都不是好事。

人都來了，雖然遲到，但我如果要她明天白天再來，大概也是會弄到超過預約時間才到院，算了，還是照程序住院及給予藥物引產。阿嬤在門診時已經簽好了引產同意書，產房先給病人換上病人袍。產房的袍子平常是足月孕婦在穿，她懷孕週數小，個子又瘦小，袍子裏住的身體顯得非常單薄。她那對看著不同方向的雙眼，從頭到尾都沒有一點生氣，茫然地聽從護理師指示，換衣服、打上點滴、抽血、留小便檢體，面無表情。她躺上診療椅，張開雙腿，我在她的子宮頸口塞進擴張用的海草棒，再塞入濕紗布固定，這過程並不舒服，但是她沒有什麼反應。

苦命的心臟內科值班總醫師來會診了，看到眼前案例，倒吸了一口氣。這年紀沒有手術矯正的法洛氏四重畸形不常見，竟然還非預期懷孕到四個月。他特別調了監測器到產房，在病人手上夾了監測儀，監測血液中的含氧濃度。一般人的血液中氧氣濃度是百分之九十九，病人的是百分之八十五，逼近內科病人插管的標準，差點沒把病人轉進加護病房去。倒是產房護理師老神在在，「她應該已經適應這樣的血液氧氣濃度了，要不要再觀察看看？她很喘的話我們再請你們來評估？」

子宮收縮劑發生作用了，她的子宮開始一陣一陣收縮，開始感受到嚴重的經痛感。她只是小小聲地哼著，冒出的汗濕透了她前額的頭髮。護理師問她，「要不要止痛藥？」她搖搖頭，縮著身子躺在病床上。一天一夜，只有姊姊下午陪了她一下，帶了一些食物給她當晚餐。

在持續血氧監視器監控、心臟科總醫師隨時預備著的情況下，胚胎順利引產，準備出院。出院前我提醒她和姊姊，「你們考慮一下，下次回診時要不要順便裝子宮內避孕器回去，免得日後再度懷孕。」要把避孕的主動權放在未知的男伴身上，不如給她自主的避孕行為，尤其她心臟有問題，我擔心她如果吃避孕藥會有血液栓塞的危險。

「不會了啦！不會有下一次啦！我會把她管好。」姊姊大開嗓門這樣回答我。

回診時身體狀況都好，出血量也不多，我叮嚀她們別亂吃補品，正常飲食。「那，要不要裝避孕器？」我再問。雖然要求對方用保險套是最好的避孕避病方式，但是這個木訥沉默的女生，要夠好運遇到好一點的男生才可能指望人家主動戴套，但要她開口向對方要求，我看很難。避孕器雖然稍有感染風險，但相較之下大概暫時只能考慮這方式了。

「唉呀不用啦！真的不會了！我會管她不讓她出門啦！」大概心上放下一顆大石頭，姊姊輕鬆許多，即使我一再強調青少女非預期懷孕有一就有二，但她依然覺得「沒事了啦」。

大約半年之後，某天收到院內會診簡訊，病人名字有點眼熟，但想不起來是哪件個案。會診單位的分機不是平常內科或外科那邊的號碼，找個空檔撥了電話過去問。

「小兒加護病房你好。」電話那頭這樣接起來。啊？小兒加護病房？

「我是婦產科林醫師，我接到有個會診，是傳錯了嗎？」我還是很疑惑會有小兒加護病房的會診個案。

「喔！林醫師喔！」那邊聽起來是早等著我回電的語氣，「我們有一床懷孕的要會診。」

啊？小兒加護病房有懷孕的病人？現在是什麼狀況？突然腦袋靈光一閃，想到我們醫院C醫師的心臟病人是住在小兒加護病房的，難道……

「你們講的該不會是那個法洛氏四重畸形沒開刀的病人吧？」

「咦？你怎麼知道？」

「哇靠，她又懷孕啦？」我粗話都要飆出來了。

沒錯，又是她。愣愣地坐在小兒加護病房的床上，四周病床上都是小小孩，灰黑皮膚又快要成年的她顯得十分突兀。翻閱病歷記錄，原來是走在路上突然昏倒被送到醫院。我們急診的同仁不知道哪來的靈感，在檢驗項目裡加了尿液懷孕測試，叮咚！兩條線！她的主治醫師大概是看到之前婦產科的住院記錄，會診當然又找我了。

檢查一看，週數還早，還不到六週。感謝急診同仁的靈感，這女孩完全沒想到自己有可能又懷孕了。多數青少女非預期懷孕，多半是在月經延遲非常久之後，才會想到要驗孕，有時候甚至已經懷孕三、四個月以上，都還駝鳥心態地否認自己懷孕的可能，等到真的不得不面對時，常常又是懷孕週數很大了。

「請家屬來吧，請家屬記得帶證件。」我指示小兒加護病房，然後回婦產科門診把藥物終止妊娠的說明書和同意書通通準備好。畢竟小兒科病房不可能知道如何處理非預期懷孕，也不可能有相關說明書和同意書。

第二天中午，那個氣極敗壞的姊姊喘吁吁地出現了。「你看吧！上次出院之後就跟你說會再發生，什麼不會，你看才過了半年！」我對著她劈頭就唸了一頓，實在是很難心平氣和。這種高風險個案，為了避免醫療糾紛的風險，防禦性醫療是許多醫師會採取的做法，甚至很多醫師根本不想接手。我雖然願意接手，但是這樣挑戰我的心臟也太刺激，再說姊姊要冒著一再出事的風險，加上非預期懷孕的引產或流產藥物都不屬於健保給付，還要為此花一筆錢，怎麼樣都折磨啊。

「啊我就不讓她出門了啊！我怎麼知道她就在家上網交網友……」姊姊講著講著聲音弱了，她也知道我們是為她好。在這幾年臨床經驗，半年再度非預期懷孕其實對青少女來說並不意外。

這次懷孕週數小，況且很多相關手續上次都已經知道了（這麼熟能生巧也實在無奈），人又在加護病房有監視器和主責醫師，事情簡單很多。「姊姊啊，我上次也跟你說過了，你讓她回去陪阿嬤，幫幫家裡一些基本的事情也好啊，不然她整天閒閒，你要她怎麼辦。關於積極的自主避孕，我還是建議要考慮一下啦。」我拍拍姊姊的肩膀，轉身離開護理站，沒有心情再看一眼那個躺在幾乎不夠她身長的小兒病床上，頭髮糾結、垂著雙眼、嘴唇爆出兩顆上牙，灰黑色的女孩。

這兩次她住院，除了姊姊，我們沒看到別的照顧者，姊姊沒來的時候，她就一個人躺在那裡，呆呆地盯著天花板，至於讓她懷孕的男生？從頭到尾連個影子都沒看到。很多時候，非預期懷孕的女生，總是受到責難。但是，這樣一個女孩，再怎麼叮嚀，還是很難避免這樣的事情發生。十七歲的女孩，沒念書，沒工作，沒有人給她責任，也沒有人讓她看到未來。對她來說，頭上籠罩著「不知何時會突然死掉」這朵烏雲，人生還能做什麼？如此也就不意外，假如有男生稍微對她好一些，或者把她當成一般女孩對待，約她吃飯聊天、看電影、擁抱親吻，她怎麼可能不去貪圖那一點點烏雲背後穿透的光，即使那光其實是假的，即使那光可能燒壞她呢？

36　Tetralogy of Fallot，嚴重的先天性心臟病，包括心室中隔缺損、肺動脈狹窄、主動脈跨於心室中隔上方，以及因為肺動脈狹窄增加壓力，而出現的右心室擴大。這些情況下，能夠經過肺部換氣所得到充滿氧氣的血液減少，右心室缺氧的血液又混入主動脈進入循環，因此身體中的血液混入含氧量低的血液，降低了循環中的氧氣濃度。新生兒出生時常常因為缺氧，膚色偏暗，稱為「藍色嬰兒」。

婚約

一男一女走進診間來，女孩一頭淡褐色燙捲長髮，淡妝，微翹的嘴角，讓人有滿臉笑意的感覺；男孩在女孩身後，斯斯文文，襯衫和西褲，高瘦。兩人看起來很登對，帶著甜滋滋的氛圍。

「醫師你好，我們要來問問，假如我想懷孕的話，會不會有什麼問題。」女孩開了口，是對很多事很認真的那種人，眼睛直直盯著我。

「喔？是剛結婚還是打算結婚吶？」我看他們兩個甜蜜蜜的，果然是打算一起生孩子了。

「我們要結婚了。」女孩的嘴角有酒窩，笑起來很甜，「可是我有病，不知道會不會有影響。」

「你有什麼疾病？」我倒是沒看出外貌有什麼特別的，二十七歲的年輕女孩，看起來是大學以上學歷，而且應該是個職業婦女。

「喔，我有脊柱裂。」女孩指著後背。

脊柱裂是常見的先天神經管發育缺損。胚胎在發育時，需經過許多重要程序，若程序出錯，就可能造成發育缺損，嚴重者可能產生無腦畸型，輕微者可能會在脊椎末端皮膚有個小洞口，而隨著脊椎神經發育缺損程度，會有不一樣的症狀。老實說，這是我第一次看到脊柱裂的成年人。拜台灣產檢超音波普及所賜，除了出生後鮮少有症狀的極輕微脊柱裂之外，只要超音波有檢查到，多半都在胎兒時期就終止妊娠了。從住院醫師時期開始的超音波訓練到執業之後的臨床診斷，我的超音波診斷經驗算頗豐富，診斷出最早的無腦畸形是十一週，胚胎大約五公分長，實際看過的脊柱裂都是十幾週大的流產胚胎。

「你有什麼症狀嗎？」我想確定一下是哪種類型。

「喔，我腳有一點點不太方便，然後膀胱功能不好，尿會解不乾淨，有時候需要導尿[37]。」女孩很清楚地敘述自己的身體，「還有我小時候我媽不知道應該要怎麼照顧我，所以腎臟發炎，有一顆腎臟壞掉了[38]。」

壞了一顆腎臟，還每天需要自我導尿的女生，卻帶著笑意認真敘述怎麼照顧自己的身體，小心避免著引起併發症，我很佩服她。問了他們兩個還有沒有其他家族病史或藥物疾病史，都沒有。我跟他們解釋，通常超音波可以檢查出比較大範圍的高位脊柱裂，假如只是皮膚上的小破洞，或是發生位置在很低位的，大部分症狀也很輕微，即使超音波診斷不到，出生後也容易利用手術縫合皮膚的裂縫，或者輔佐以膀胱和下肢復健改善功能。多數脊柱裂發生在糖尿病控制不良的孕婦，一般並不常見，有家族史或者曾經懷孕過脊柱裂胎兒的個案，則在懷孕早期補充葉酸，就可以減少百分之七十五的發生率。

「你就在準備懷孕時開始吃葉酸就可以囉。」我的說明他們聽得很認真，大概覺得不用過度擔心，兩個都露出「那可以放心結婚生小孩了」的表情。「當然，孕婦本身脊柱裂又有膀胱功能問題，懷孕時的排尿要特別注意，因為孕婦如果發生泌尿道感染會有早產風險喔。」我補充。

「嗯，那這樣我瞭解了。」女孩大力點頭，一副會好好做準備的表情。這對登對的愛人，笑嘻嘻地跟我說掰掰離開診間。嗯，假如這女孩懷孕了，是個需要特別照顧的個案。我默默在心裡記住了她。

「哈囉，醫師！」幾個月之後女孩來門診。

「這麼快懷孕囉？」我對她上次來看診的印象很深。

「不是啦，我這兩週分泌物很多，好癢。」她害羞地笑了。

內診檢查果然是陰道炎，症狀嚴重，病灶發紅的厲害，應該讓她很不舒服。「你沒睡好喔？還是太累？」陰道炎原因，除了下半身穿得太燜熱、持續使用棉墊悶壞了之外，不脫這兩個原因。

「都有。」女孩淡淡地笑，可是忍不住眼淚就掉下來，「最近工作很忙，我不太有時間去上廁所和導尿。」

「你的主管知道你有這樣的特殊需求嗎？」我常聽病人說一上班就完全沒辦法去廁所，只好少喝水來減少排尿次數。但是職場廁所應該要舒服方便，才能維護健康啊。我即使看門診常常一看就是六小時，但是開診時一定準備六百c.c.以上的水分，加上其他補給，常常門診看到一半，就得打開門診的門，在候診病人面前狂奔去廁所。

「有啦，我的主管和同事都對我很好，知道我需要常常去廁所。」她邊說邊擦眼淚，「可是大家都這麼忙，我實在不好意思要常常停下工作去廁所。」是個很堅強不服輸，不想被同情的女孩，大概很多事情都咬牙撐著。

「大家能體諒很好啊，你也知道有好好照顧自己身體就比較不會出問題。這樣想，你每天多去兩、三次廁所，總比你忍到後來變嚴重、得請假住院好幾天，對工作的影響來得小吧。」我勸她，真的很多台灣女生都是好會忍耐，怕造成別人困擾，卻委屈了自己。

「好，我知道了。」她接受我的建議，邊擦淚邊給我一個微笑。

我開了藥，叮囑她乖乖吃，提醒她導尿頻率。

「謝謝林醫師，掰掰！」她露出甜蜜的酒窩，笑著揮手離開診間。

就這樣一年的時間，她持續定期在復健科追蹤，也偶爾因為陰道炎或輕微膀胱炎來給我治療。她是個很遵守醫囑的病人，配合治療，也配合追蹤。每次生病了她都會很沮喪，急著想要快點好，但是最後都會破涕而笑，開開心心跟我說，「林醫師謝謝，掰掰！」

一年多過去了，一天開診時看到預約名單上有她，我想，應該是有好消息了吧。門診叫到她的號碼，她打開門。之前捲如雲朵一般的淡咖啡色長髮，胡亂紮在腦後，她明顯瘦了，臉頰凹陷。完全素顏的一張臉，看起來是灰敗的。

「怎麼啦？最近又太忙了嗎？」我看著她，給她一個微笑。

「哇——」的一聲，她趴在門診桌上嚎啕大哭。完完全全崩潰的那種嚎啕。門診護理師趕忙把整包衛生紙都拿過來，我嚇一跳，看來她情緒是緊繃到了極點，到了我面前後整個爆發開來。

「我跟我男朋友分手了！」她趴在桌上痛哭了好久，勉強說出這句來，「他媽媽說我有病，以後生小孩不好！」

唉，我該說不意外嗎。台灣一直沒有擺脫父權體制的思維，當父母的，永遠用自己的權威在干涉自己的兒女。我常常得在門診提醒病人和他們的父母，「他／她是成年人了，讓他／她自己做決定。」在婚姻市場上更是麻煩，台灣很多父母，好像自己的兒子女兒身價非凡，對他們的結婚對象從不缺意見，尤其男生的母親，對於未來媳婦從外貌、學歷、年齡、習慣，無一不挑剔；如果剛好有一些先天疾病，即使沒有遺傳問題，或者小倆口雙方都認為無礙，不論科學證據怎麼說或醫師提出多少醫學根據來佐證，男方的母親常常極力反對他們的婚姻。偏偏這些明明已經是成年人的男女，到了考慮婚姻的時候，突然比國中時期還要聽話，對於自己和對方應該一起承擔的那些承諾和勇氣，通通都沒了。

「男方的媽媽都這樣啦，一點點事情就有意見，莫名其妙。」我常陪著病人同仇敵愾。看過很多這樣的個案，男人到這時候就會變得懦弱得不得了。

她哭得滿臉都是淚。去年那一對甜蜜蜜來諮詢生小孩的情侶，現在變成這種景況。擊垮她的有兩件事，一是原來以為的感情和家庭破滅了，二是連帶否認了她整個人。二十幾年來跟自己的疾患共處，咬著牙讓自己跟其他健康的人一樣工作、一樣戀愛、一樣打算成家生育，這下子完全被否定了。

「啊你男朋友咧？就這麼跟你分手喔？」真的很奇怪，這些男人明明成年人了，幾乎都要自己組成另一個家庭了，怎麼突然變成媽媽的乖兒子了。

她邊擦眼淚邊說，「他說，他沒有辦法跟我結婚，可是他還是可以當我的好朋友，照顧我。」

「屁啦，誰要他當好朋友啊！」這女孩居然還替那男的緩頰，我直接罵人。

「嗚……」她又被我這句話弄哭了。

我常常批評「這些男生脫褲子前有先打電話問媽媽嗎？」不能平常一副男人樣，真要做人生抉擇時，就變回國小男孩，連能不能吃糖果都要媽媽同意啊。

「聽我說，你是一個很棒的女生，他們沒有資格這樣挑剔你。」我輕撫她的肩，低聲在她耳邊說話。「人都很現實，喜歡一個人的話，什麼缺點都包容；不喜歡一個人的話，一點點小毛病就挑剔。」我在門診遇過各種人，有脾氣拗到把所有門診工作人員激怒的年輕女生，也有被前男友傳染愛滋還帶著三個不同生父孩子的女生，而她們都遇到珍惜她們的人，被好好疼惜著啊。

「我好難過！我們這樣每次見面我都好痛苦喔！」她趴在桌上，邊哭邊說。難怪她瘦成那樣，一定是折磨了很久才來找我。跟人家分手然後叫人家跟你當好朋友，很殘忍吶。我真的覺得，這些男生，要嘛就站出來捍衛自己的女人，要嘛乾脆認了自己是個負心漢，讓女生早點死心、早點好過啊。說什麼要當好朋友、要陪伴一輩子，只會讓女生更放不下。

「不要跟他見面了啦，什麼好朋友，斷乾淨一點，你才會有下一個對你更好的人。」其實現在這種狀況，她一定容不下「下一個人」，唉，看開這種事需要時間。「早點分手也好啦，你想想你都還沒結婚，他媽媽就這樣嫌棄你了，真的嫁去他家時還得了。」不只是因為虛長病人一些年紀，好像有點資格這樣勸人，事實上，也真的看過很多這樣的故事。

好吧，今天的門診，看的是心病。我問她，「黛安娜王妃你知道吧？」她點頭。邊擦眼淚。「她又漂亮又年輕，身體健康，姿態優雅，在整個國家和教廷見證之下跟皇室結婚，受到全世界的祝福和國家的認證。」天啊，這不就是公主與王子的完美故事嗎？「她有沒有生孩子？不但有，還生了皇室想要的男孩，而且還兩個，生完孩子之後，身材還維持得極好，符合所有對於已婚有小孩的女人的社會偏執期待；她和孩子的關係很好，也把孩子教得好，她將自己的王妃身分扮演得很好，全世界都喜愛她，簡直是萬人迷，女人的模範。」

「但是她的婚姻還是失敗了。她的老公還是愛上了別人，背棄了她。」我在黛妃過世十週年時到她的肯辛頓花園去晃了一個下午，看著她婚禮時的照片記錄，看著她出席愛滋活動的影片，看著她的美麗照片、華麗衣服；她結婚時的教堂富麗堂皇而莊嚴，站在教堂門口，想到她受到全球矚目的那個時刻。然後想到她那痛苦和沮喪的婚姻。好悲傷，但是也好真實，真實地告訴我們，王子與公主，承諾與見證，如果其中一方不再愛了，再怎麼完美、再怎麼稱職盡責，愛情與婚姻消逝了就是消逝了。

「不要拿失敗的感情來問自己是不是哪裡不好。你只是沒有遇到真正愛你的人。」我總對我在門診遇見的許許多多女人和女孩們，這樣說著。我勸了勸，陪著她哭哭停停。

起身離開診間前，她還是硬是擠出笑容，對我說，「林醫師謝謝，掰掰！」

半年後，她又因為頻尿來就診，依然是那美麗的咖啡色長捲髮，化了淡淡的妝，好像因為沒有乖乖聽話定時去排尿，膀胱炎又發作了。對我有點抱歉似的，害羞地笑。老病號了，症狀很典型，她自己也知道該就診。檢查做完，確定診斷，開了藥給她，「不用特別叮嚀怎麼吃吧？你很熟了。」我按下「完成診斷」的鍵，列印醫囑單。靠在診療椅背上，看著她。

「嗯，我知道。」她笑笑。

「多喝水，要記得去尿尿。」我像個囉唆的媽媽。

「好。」她笑得更開一點。

「有新的男朋友了嗎？」我問。還真像個囉唆的長輩。

「沒有。」她搖頭。眼眶霎紅。

「你是個很棒的女生。你值得被愛、被珍惜。」我很心疼。

「好。」她勉強擠出一個字，眼淚嘩地掉下來。我又弄哭病人了啦。

她不是被一段失敗的愛情擊垮。她被自私的人無視於她對自己身體的不便所做的努力與奮戰擊垮，她被所愛的男人竟然沒有擔當的失望擊垮，她被先天的疾病竟然成為被背棄的理由而擊垮。我真想替她詛咒那些自私且懦弱的人們。

---

37 脊柱裂病灶若在較高位腰椎處有缺損的話，會影響下肢神經和會陰部包括肛門和膀胱的神經感覺和控制功能；若在較偏低位，例如薦椎之後的馬尾神經叢，則影響較小，下肢功能稍微受限，膀胱和肛門的感覺神經或是控制的神經會較不敏感，可能發生膀胱有尿液卻沒有尿意感，或者排尿時逼尿肌無法完全將尿液排乾淨的情形。因此會建議病人要養成固定排尿習慣，並且輔助以定時導尿。

38 因為膀胱尿液沒有排空，餘尿多，時間長之後，可能發生尿道感染，細菌逆行之後向上延伸導致腎盂炎、腎臟炎；也可能是尿液在膀胱積了太多，逆行上腎臟，導致腎積水，伺機發生腎臟發炎。

遲下的決定

二十七歲的女生，白白淨淨的鵝蛋臉，有點肉，大大的眼睛，沒帶什麼表情。男人陪著來的。男人的年齡比女生大一點，稍微黝黑，壯壯的。看得出來關係親密，男人讓女生緩緩坐下，一手還摩挲著她的背。

「我懷孕了。」她直接說。

「上次月經何時呢？」這是基本問題。她說出了一個將近六個月前的日期。

「好，你的媽媽手冊呢？」她是初診，大概不知道我們產檢會先到諮詢室做尿液檢查、血壓和體重測量以及衛教等等。

「我還沒有做過產檢。」她沒有表情，大眼睛直勾勾看著我回答。

「啊？」我聽錯嗎？「你最近一次月經日期是六個月前？」

「嗯。」她點頭。

「你月經多久來一次？」估算懷孕週數會以最後一次月經日期做為初步評估，但是有些個案月經週期較長，此時會錯估懷孕週數，因此必須參考月經週期。

「大概三十天左右。」很規律啊。

「你月經晚來了那麼久才驗孕？」完全沒想到嗎？也太輕忽了吧？

「沒有，我很早就驗到了。」她給我一個日期，四個月前。

「你早就發現懷孕，然後你放了四個多月沒有做任何產檢？」我提高音量。跟診護理師很清楚我的習慣，知道我快要生氣了，便輕輕停下手邊處理處方籤和規整病歷的工作，避免噪音和動作干擾我與病人的對話，也跟著我看著病人，直盯盯的。

「嗯。」她還是面無表情。「我還在考慮要不要生。」

「你……」我對於這種非預期懷孕還不好好面對的個案實在很難不生氣。「你不是青少女欸！你不是不知道會懷孕、懷孕了會不知道怎麼辦的青少女欸！你是成年女性欸。」還是罵人了。

「我有甲狀腺機能亢進。」她還是沒什麼表情地回答我。

「你有甲狀腺機能亢進，那現在吃哪些藥物？」我的病人總是能夠每次回答都帶來一個「驚喜」。難怪她眼睛大，原來不是先天大眼，而是甲狀腺機能亢進所引發的凸眼；但是甲狀腺機能亢進發生凸眼，代表病況控制不良，應該是有症狀很久了。

「我沒吃了。我發現懷孕之後就沒吃了。」

「你甲狀腺機能亢進，然後你發現懷孕之後沒產檢，可是又自己停藥？」我又提高音量了。

「我怕吃藥影響小孩。」她還是面無表情地回答我。

怕吃藥影響胚胎、影響胎兒，是台灣孕婦和孕婦家庭常有的迷信。用迷信這個詞，很重，可是時代已經進步到產前基因、染色體診斷都能找到數百種疾病了，臨床藥物更是經歷動物實驗、人體實驗等極大規模且長期的研究，即使沒有一個醫師敢絕對保證「沒問題」，也都有清楚的研究數據或是個案報告，可以供醫師和孕婦參考。有懷孕計畫的慢性病病人不應該自己猜想「不敢懷孕」或是「懷孕了不敢吃藥」，而是應該在準備懷孕前就與醫師討論藥物是否需要更改、持續用藥的必要與懷孕時應注意的事項，懷孕之後配合醫師持續必要的治療才對，但是多數女性卻像她一樣，孕前沒有與醫師討論過懷孕計畫，也沒在準備好慢性病治療計畫前先做好避孕，一旦懷孕之後又不諮詢藥物知識就自行停藥。

「你有甲狀腺機能亢進，然後懷孕了不吃藥，然後你考慮了四個多月不知道要不要繼續懷孕下去，到現在沒吃藥也沒產檢？」我一口氣講完，覺得這每一個決策都不合邏輯。

「嗯。」她點頭。

「你不是青少女欸，你的考慮也太久了吧。」青少女遇到非預期懷孕，因為避孕與生育知識不足，常常會拖延許久才驗孕，即使發現懷孕，也會進入否認期而繼續拖延就醫時間。可是，她完全不是懵懂無知青少女呀。

「我很忙，沒時間看診。」不知道是不是被我一直責備，她冒出這句話。

「胎兒在你肚子裡一天一天長大，你是有多忙？」台灣的醫療根本直逼便利商店等級，白天晚上週末都有醫療提供，很忙這個理由實在太離譜。

「所以你現在是終於決定好了？」我在語氣上強調了「終於」兩字，抱歉我有些嘲諷，可是想到胎兒的健康取決於她，而她竟然可以用「很忙」兩字拖延面對非預期懷孕的決定，讓我實在很難控制自己的情緒。

「嗯。我要來產檢。」她淡淡地說。男人因為我發怒而有點不知所措，疼惜地輕拍著她的手臂。

「好。先去諮詢室量血壓和心跳，填基本資料。」我無奈地搖搖頭。看著她走出診間，關上門後，護理師也搖頭，「靜儀醫師，你的病人怎麼總是這麼特別啊。」

她到門診諮詢室量完血壓和體重，也安排了超音波確認胎兒週數。血壓正常，心跳每分鐘一百一十三下。單胞胎懷孕，胎兒週數大約二十三週。二十三週，子宮高度已經到肚臍上方一指幅，也已經能夠感覺到胎動了。或許也是因為如此，她才下了決心來門診的吧。

但是她的心跳不太對勁。正常女性每分鐘心跳大約六十下左右，而她超過一百。「你很緊張或者很激動嗎？」看起來是沒有。搖頭。「你剛剛量血壓之前有爬樓梯還是跑步嗎？」搖頭。心搏過速，是甲狀腺機能亢進的常見症狀。只是，她靜靜坐著就是這樣的心跳速度，可見她停藥之後甲狀腺機能亢進的病況十分嚴重。

「你沒吃藥之後甲狀腺亢進變嚴重了，況且，懷孕之後身體有一種荷爾蒙是類似甲狀腺素的表現，你的症狀可能會更糟啊。」我毫不掩飾我的擔憂。一般情況下，病人往往比醫師緊張，這時候我們要扮演讓病人安心但是又不能過度樂觀的角色，但是像她這樣一直有點「事不關己」的態度，就不能不多「提醒」她一下。

懷孕早期的許多檢查她都已經超過了建議檢驗時間，包括地中海型貧血篩檢、唐氏症篩檢、脊椎性肌肉萎縮症篩檢、德國麻疹抗體檢查、梅毒血清和HIV血清篩檢等，也只好跟她一一解釋說明，檢查的限度和胎兒異常的可能性，其他能趕進度的就盡量趕進度，接著依照標準，發放孕婦健康手冊，以及講解營養注意事項和接下來的產檢規畫。我又同時多做了甲狀腺促進素的檢查，確認一下她的甲狀腺亢進狀態，也幫她預約了新陳代謝科門診，讓內科醫師趕快把她的甲狀腺問題控制下來。

兩週後她來回診，心跳還是每分鐘一百多下。新陳代謝科醫師已經開始給藥，近期內也規劃了比較密集的回診。我們都在幫她趕進度。

又過了一陣子她來就診，樣子和上次截然不同，穿著孕婦裝，舉手投足都是一個孕婦的樣子了。男人陪著她一起來，他們像是一般新手爸媽一樣，有點害羞又有點陌生地一一配合各個產檢程序，瞪大眼睛看著超音波銀幕上的胎兒影像。現在已經接近俗稱的七個月大了，正好是五官和手腳的影像能讓一般人看起來比較容易理解的時期。我一邊做超音波檢查，一邊跟他們說明，「這裡是手指頭，一、二、三、四、五，五根，正常喔。」「這裡是小朋友的雞雞，是男生喔。」我列印出一、兩張影像給他們做紀念[39]。他們小心翼翼地把熱感紙印出來的影像收進孕婦健康手冊的透明封套中。我看著這個幾週前面無表情地說「我還在考慮要不要生」的女生，一邊感嘆她那幾個月是怎麼反覆思量卻無法決定，一邊擔心她沒檢查又沒正常吃藥的那幾個月，會不會造成什麼問題。

「林醫師，我下個月辦婚禮，有什麼要注意嗎？」離開診間之前，她問。啊，決定要結婚囉。

我常常看到這樣的情況。不論是考量經濟因素，或是任一方原本沒打算進入婚姻，許多男女朋友是遇到非預期懷孕之後，才考慮結婚。或許這種情況不應該算是「非預期懷孕」，而是多少都有點預期「如果懷孕了就結婚」。不過也有不少情形是女生模模糊糊地想像兩個人的共識是「懷孕了就結婚」，結果懷孕後，男生反而退縮了。台灣的非婚生育比例並不高，我常覺得，漢文化影響之下的婚姻關係，牽涉了太多雙方父母和家庭，其實讓女性相當卻步。但因為非預期懷孕常牽涉到懷孕早期可能有藥物、酒精暴露等問題，與其在婚姻前躊躇拖延，最後晚婚晚育而導致生育壓力，不如有生育計畫者在情感穩定之後就以「計畫懷孕」的方式生活。總之，計畫懷孕之後步入婚姻很好，如果懷孕後選擇維持彼此沒有婚姻關係，但一起撫養小孩，也沒有不好。現今家庭型態多元，只要當事人充分思考計畫過，其實都好。

「要結婚囉？恭喜喔。這個週數已經比較穩定了，放心去忙吧。不要喝酒、避免久站，大概就差不多了。」接近二十八週已經進入第三孕期，孕婦通常會開始感覺腹部沉重，但是還不至於影響生活。對比第一次來門診時那個面無表情的女生，現在下定決心進入人生另一個階段，對她來說是個艱難但是又期待的決定吧。

後來，她持續配合新陳代謝科醫師服藥來控制甲狀腺功能，心跳已經恢復一般女性的正常頻率，抽血追蹤甲狀腺促進素也恢復了正常。她跟一般孕婦一樣，偶爾因為大家催促孕婦多吃，回診時發現體重多了些，被我碎唸一下，而妊娠紋也一條一條出現在她肚皮上；她躺上檢查檯的動作因為子宮沉重而遲緩，下班後來產檢時，下肢會因為久坐而有點水腫。幸好胎兒成長的速度與週數符合，胎動也不少，偶爾半夜還會把她踢醒。我提醒她平時多散步多走動，到時候會比較好生。

最後一次的產前篩檢，乙型連球菌篩檢在三十六週完成[40]，產檢過程的各個抽血檢驗也都正常，胎心音監測呈現良好變異性的胎兒心跳，配合著剛剛吃過飯的血糖，胎兒動得很頻繁。依照足月的產檢頻率，我預約了她隔週產檢。也同時提醒她，如果有破水、出血、胎動減少的情況，二十四小時產房都有值班醫師，先到產房檢查，產房就會聯絡我，不需要擔心。產前諮詢室也提供她母乳哺餵的衛教資訊，讓她為產後的初次哺乳進行準備。

在她產檢預約日的前一天，她意外來門診掛現場號。

「咦，怎麼了？不舒服嗎？破水嗎？」我問。

「好像……沒在動。」她摸著三十八週頂得她肋骨發疼的子宮。

「到產房去做胎心音監測看看。」我開檢查單讓她過去同一層樓的產房檢查室。產房檢查室會在孕婦肚皮綁上監測器，記錄胎兒心跳變異性，同時監測子宮收縮情形。胎兒胎動和心跳之間的相關反應，可以提供一些子宮內缺氧情況的警訊。有時候胎兒白天動得少，半夜動得厲害；有時候也不排除是真的發生胎兒窘迫缺氧，導致胎動減少。

此時我繼續接著診療其他病人。「靜儀醫師，我這邊產房。」因為胎心音監測同時會監測子宮收縮狀態，如果發現有明顯產兆，產房會先幫孕產婦內診，確認子宮頸擴張狀況，也有時候會直接打電話到門診來，建議我們可以收治住院待產。「你剛剛送過來的那個病人的胎兒沒有心跳了。」啊？我擱下門診病人，到產房去。胎心音監測完全測不到心跳。

「你說胎兒沒在動多久了？」我問。

「嗯……這兩天。」她看著產房團隊圍著她，知道事情不對勁，囁嚅地回答。

「推超音波來。」我喚輪值住院醫師。超音波檢查找到胎兒胸腔，原本應該在裡面砰砰鼓動，每分鐘一百四十下的心臟，現在一動也不動。胎兒頭皮下已經腫起，腹部皮膚也腫起。超音波的影像，這是個在子宮內死亡兩天以上的胎兒——兩天前她開始感覺胎動少了，接著兩天都沒感覺到胎動，而檢查的結果，大概也就是兩天前，莫名胎死腹中。有些時候，胎兒因為母體糖尿病或高血壓等內科疾病、胎盤早期剝離、臍帶問題，而開始出現心跳下降，若被檢查出來，並立刻安排剖腹產輔以新生兒科急救，還有機會救回來。但是她腹中的胎兒已經死亡兩天。

我跟她解釋了情況，她大大的眼睛，默默掉下淚來，沒有如一般不明原因發生胎死腹中的孕婦那樣驚愕、悲痛。或許當她驚覺已經許久沒有胎動時，心裡多少有個底了。

男人前來，陪同她辦了住院，進行引產把死胎娩出，整個程序跟自然分娩一樣，只是，原本期待白白胖胖的小子，變成已經變色癱軟且皮膚浮腫的死嬰。彷彿，老天替總是慢一步的她做了決定。只是，晚了些。整個住院期間，她和男人就像回到第一次門診那時一樣，沒有表情，默默地。

39 理論上，整個孕程應進行兩次例行性的超音波檢查，每次都應非常詳細地檢查各器官。然而台灣的產檢長期以來，孕產婦及家屬常忽略所有檢查都是嚴肅的醫療程序，而非娛樂，又因為時間和給付等原因，變成每次產檢都有超音波檢查，卻沒完成所有細節，造成孕婦和家屬對檢查的態度變得像娛樂活動，而檢查應有的專業價值也被貶低。

40 大腸與陰道內有各種菌叢，其中乙型鏈球菌在抵抗力較低的情況下，可能會有細菌量較大的情形，胎兒經陰道分娩的過程偶有個案會被感染，在二十四小時之內發生敗血症，因此婦產科醫學會建議在三十五至三十七週接近足月分娩前，篩檢孕婦是否陰道內有乙型鏈球菌菌叢偏高的情形，此時在分娩時會建議給予預防性抗生素。

計畫

「遺傳諮詢門診」理論上是提供孕前或產前遺傳疾病診斷，說明可能的疾病發生率和情形，協助諮詢個案進行產前或孕期照顧的準備，可能是孕期治療，或是新生兒治療，如果預後極差，也可能涉及終止妊娠。

這天來了一對平實的夫妻，中等身材，初診。旁邊還有一位年齡較大的婦女，猜測是岳母或是婆婆。

「我有糖尿病，現在懷孕快四個月。」孕婦簡單紮個馬尾，沒有化妝。主訴很清楚，有備而來。

「所以你現在有打胰島素嗎？」糖尿病有口服藥和針劑的胰島素控制，不過以孕期用藥安全性來上，胰島素屬於A級[41]，如果懷孕前就是糖尿病的個案，建議在準備懷孕前，或是診斷出懷孕後，將口服藥改成胰島素針劑。

諮詢個案對於自己的病況清楚、疑問明顯，而且情緒穩定，對遺傳諮詢來說是好的開始。「對。」她拿出孕婦健康手冊和抽血報告。

她已經在診所產檢過三次，血壓正常，體重控制得不錯，沒有增加太多。例行產檢的尿液檢查除了第一次產檢時尿液中有糖分反應之外，第二和第三次產檢記錄的尿液報告是正常的。

「嗯，你的糖分控制得不錯啊。」抽血報告顯示，她過去三個月的血糖控制狀況，也在正常範圍。

她和老公都沒說話。這時候年紀較大的婦女很突兀地說，「她有糖尿病欸！」

我看了婦女一眼，「你是？」

「她是我婆婆。」病人補充。

「來，我解釋一下。你是懷孕前就知道自己是糖尿病，在改成施打胰島素之前，你是規律吃glucophage對嗎？」

「對。」她像個好學生似地點點頭。其實血糖控制不是容易的事，她能把血糖控制得這麼好，就是個好學生了。

「你的糖化血色素，代表過去三個月的血糖控制情形，以這個抽血報告，你控制得很好。根據研究，糖化血色素在這個指數以下，胎兒的風險跟沒有糖尿病的孕婦類似，並沒有因此比較高。」我的說明一方面是給這兩夫妻，一方面是給那個婆婆聽的。我想孕婦和老公應該之前都在產檢醫師那邊聽過這個說明了，或者照顧她糖尿病的內科醫師應該也說過。夫妻兩人並沒有對於「糖尿病懷孕」有任何焦慮的表現，我猜，他們其實很清楚懷孕的應注意事項，也知道自己應該尋求怎麼樣的高風險妊娠產檢。

「當然，沒有醫師會向任何一個孕婦保證一切都會正常，因為即使是年輕、沒有內科疾病的孕婦，也無法確定她的懷孕完全不會有問題。」我補充。

兩夫妻點點頭，我繼續說明，「原本有糖尿病的婦女懷孕，懷孕早期的糖化血色素和糖分控制是影響胚胎發育很重要的因素，這個……」

「不是啦，她有糖尿病欸！」婆婆大聲打斷我。

「我知道啊，我不是正在解釋糖尿病對懷孕的影響嗎？」我只好直直盯著她，回答她。

婆婆稍稍退回去一步。

「好，我繼續跟你們說明喔。懷孕早期的糖化血色素如果太高，胚胎等於泡在糖水裡面，這時候可能發生嚴重異常，甚至有時候自己就會流產了。」我之前有位孕婦反覆發生在妊娠早期胚胎無法發育心跳，檢查才發現是她是完全未診斷和控制的糖尿病人。「以檢驗報告來看，你控制得很不錯。你是計畫懷孕的嗎？」

「是。」她眼神很堅定。

這就不意外了。研究報告顯示，有計畫的懷孕，會比意外懷孕更能保障胎兒健康。有計畫的懷孕意指，有懷孕的打算，並且進行不避孕的性行為。很多時候大家會把「計畫懷孕」想成「照表操課」那種測排卵日、進行不孕症治療一類的醫療介入，其實不是，比較白話的說法是「如果發現懷孕的話就會生」，那這就屬於「有計畫要懷孕」。這樣的話，從不再避孕開始，就應該要避免菸酒和不明藥物，控制原有的內科慢性疾病，與內科醫師調整安全性相對較高的藥物，並且補充葉酸。

「所以你懷孕之後有吃葉酸嗎？」我其實知道我是在跟一位很清楚自己在做什麼，有準備好好懷孕的女人對話。

「有。我已經吃了半年葉酸了。」她回答。完完全全是個對自己盡責的病人，對腹內胎兒盡責的準母親。

「懷孕前就開始吃葉酸，一直吃到懷孕的第三個月，對於保護胎兒的神經管發育是有幫助的。」這些她一定都知道，我其實是講給她的老公和婆婆聽的，「懷孕早期糖分控制不良的孕婦，神經管缺損問題比一般孕婦高很多，包括無腦兒或是馬尾症候群[42]；但是孕前孕後的葉酸，可以降低百分之七十五的風險。如果還是不放心，我建議在大約二十到二十四週的時候，安排一次詳細超音波檢查，我們稱為高層次超音波檢查，就可以排除神經管缺損問題。」

「有。我們已經跟W醫院那邊預約了下個月的高層次超音波。」她老公開口說話了。

我想，我的解釋應該跟之前照顧他們的醫師講的內容一樣，這相當於再次肯定他們從孕前準備到現在的孕期照護。老公一開始可能還有點擔憂，問答到現在，他對於這次懷孕的信心應該更加強了一些。

「不是，不行啦！」婆婆耐不住，又靠過來了。

「啊？什麼不行？」我裝傻。

「她有糖尿病，小孩[43]會不健康，拿掉啦！」婆婆的「主訴」也很清楚直接……

「沒有喔，她懷孕前就有控制好她的血糖，也補充了葉酸，這些都已經把胎兒異常的風險降到跟一般孕婦差不多了喔！」

「不行啦！拿掉啦！」婆婆再靠近診療桌一步。孕婦和她老公臉色鐵青。我幾乎可以猜到，他們在家裡已經這樣爭執過數次了吧。

「而且胎兒發育到現在，檢查報告都正常喔。哪裡有拿掉的道理？」我翻出她孕婦健康手冊裡面夾了好幾張之前的超音波影像和報告。

「他們不懂啦，小孩要拿掉！」婆婆從頭到尾就堅持要放棄這次的懷孕，到底是根本不接受這個有糖尿病的媳婦，或者單純因為缺乏知識而莫名焦慮？

「來，我們再去做一次檢查。」多花一點時間，多做一次檢查，如果可以讓婆婆放心，也好。我開了檢查單，讓她們到超音波室去。

又看了幾個病人之後，她的超音波檢查完成了，原班人馬回到診間。

超音波報告很清楚，十五週的胎兒，重要的肢體發育都已經完成，雙手手指頭拍得很清楚，頭殼到脊椎也發育完整，腦部橫切面檢查也符合十五週的發育情形，羊水量正常，胃和膀胱的影像也清晰可見，表示胎兒可以正常地進行吞嚥和排泄[44]，是這個週數應有的神經動作。

「超音波檢查起來，沒有神經管的問題。四肢發育也都沒有發現異常。大小跟預產期估算也符合。」我解讀報告。孕婦和她老公沒什麼表情，他們其實早就知道胎兒是正常的。

「不管啦！這個小孩要拿掉啦！」婆婆整個人靠到我的診療桌邊。

「根據優生保健法，孕婦可以決定終止妊娠。她是個神智清楚、有行為能力的成年人，如果要終止懷孕，除了要符合優生保健法對於人工流產的規定之外，她只需要經過配偶同意，不是你說了算。」我憋著我的脾氣。這個婆婆非常非常不尊重人。這對夫妻應該已經承受她這麼無禮好長一陣子了。

「她糖尿病不能懷孕！」婆婆再次主張。

「糖尿病是可以懷孕的，而且到目前為止她控制得很好，小孩沒有受到任何影響。」我實在不想再給這個不尊重人的「長輩」餘地。

台灣很多的「長輩」都不接受子女的意見，即使子女已經長大成人，比他／她們更清楚世界和社會的運作，也有能力在網路上蒐集更新更豐富的知識，但是「長輩」只是不斷堅持「我是你媽媽／爸爸欸」。

「不是啦，你不懂，她糖尿病，小孩會畸形，不可以生。」她完全不顧事實、不顧認真懷著孩子的媳婦、不顧兒子的感受。

我深吸一口氣，「這位媽媽，今天掛號的病人是她。」我指著坐在診療椅上不發一語的病人，「我該照顧跟解釋病情的對象是她。」我再深吸一口氣，「如果胎兒有異常，或者有異常風險，要不要決定繼續懷孕下去的人，是她；肚子裡面小孩的媽媽，有責任在懷孕過程維護胎兒健康的人，是她；如果要決定放棄懷孕，她之外唯一一個有權決定的人，是他。」我望向站在孕婦背後的先生，「從頭到尾，你不是我的病人，也不是小孩的父母，你在這個診間完全無權做任何決定。」我真的生氣了，「麻煩你出去。不要干擾我們看診。」

「不是啦，那個……」她還在堅持。

「麻煩你出去。」我也堅持。

「我覺得喔，那個……」她大概沒想到會有人不吃她這一套。

「你不是我的病人，請你出去。」我看了一下病人夫妻，他們也沒有想要把婆婆留下來的態度。

「阿姨不好意思啦，」護理師出來打圓場，「麻煩你出去吼。讓醫師跟他們好好講。我們外面等一下。」半推半搡的，把這個婆婆帶出診間。

「抱歉，根據優生保健法還有病人隱私權益，我沒有道理接受她的意見。」我向病人夫妻表達我的歉意。

「沒關係。我們知道。」太太的聲音和表情都沒有什麼情緒。或許，她已經跟這個婆婆「奮戰」很久了，或許，她已經試過各種方式跟這個婆婆溝通，又或許，她其實是用力忍著她複雜的情緒，所以面無表情。

「好，對於這個懷孕接下來要注意的事情，我跟你們說一下。」我重新收拾剛剛諮詢的進度。

「好。」夫妻兩人稍稍前傾了身子，聽我把孕期注意事項講完。

「你們之前的醫師把你照顧得很好，而且你也非常努力，你們會是好爸爸和好媽媽。不論是糖尿病懷孕，或是懷孕之後併發糖尿病，都很辛苦，但是遵照醫囑好好控制，其實可以跟沒有懷孕併發症的孕婦一樣，有健康的小寶寶。」大概再花了十分鐘把我平常對於高風險孕婦的諮詢完成之後，我實在忍不住要給他們一些信心和肯定。「還有哪些我還沒說清楚，或者你們想問而我沒有提到的嗎？」我是個很囉唆的醫師。

「沒有。」兩夫妻露出笑容。終於。

「好。那就這樣喔。我想你們就依照原來計畫，下個月到W醫院進行高層次超音波檢查。例行產檢在原來的診所那邊進行。如果到足月要分娩，需要轉介過來給我照顧，再麻煩你的醫師寫轉診單就可以。」我也鬆了一口氣。

「謝謝醫師。」他們兩個挽著手離開診間了。

我想那個婆婆不可能放棄要求他們終止妊娠的。只能希望他們堅強，而我有帶給他們再多一些些微微的信心，對於自己，對於彼此，對於孩子，和未來。

---

41 孕期用藥分為A、B、C、D和X共五級。A級指動物實驗和人體實驗都證實孕期使用安全；B級指動物實驗證實孕期安全，而且人體臨床使用無不良致畸反應；C級指動物實驗安全，但臨床有某些人類胎兒的不良結果；D級有導致胎兒異常證據，但無其他選擇時可衡量病情需要使用；X級為確定會導致畸胎，懷孕禁用。

42 Caudal Regression Syndrome，尾椎以下神經發育缺損，症狀包括下肢無力，泌尿及排泄系統功能不佳。

43 按照標準，這時只能稱為胎兒，更小週數時甚至應該稱為胚胎，不過一般大眾沒有精確使用這些詞彙，而是常常使用「小孩」、「寶寶」等名詞，容易讓孕婦太早以「即將有個健康的小孩」作為想像，其實這是在產前遺傳諮詢的不當用法，例如若在懷孕過程發現疾病或先天異常，最終無法活產，孕婦的心理衝擊會極大。

44 胎兒在子宮內會吞嚥羊水，雖然多數的代謝廢物會由胎盤輸送進入母體的血液循環進行排出，但是胎兒的腎臟也會代謝出尿液，進入胎兒膀胱之後尿進子宮的羊水中。

禮物

今天晚上婦產科三個開診都算大診，所謂大診，是護理師的說法，意思是病人數量多或者醫師專科比較複雜的診。有的大診可以從中午看到半夜，候診區滿滿是病人和陪同家屬，連空氣都變悶了。因應大診，護理長通常會安排較資深的護理師當班，因為他們一方面對醫師的特殊處置較熟練，二方面有經驗可以應付病人的各種抱怨或要求，也能調整檢查和看診順序節奏，讓病人減少空等、醫師看診順暢——大家少出錯就可以早下班。大診開診前，不管對醫師或護理師來說，都是備戰狀態，我們必須先準備特殊器械、檢查工具、確認某幾個特定病人要事先提醒醫師等，甚至先買好珍珠奶茶來補充水分和熱量。

開始當主治醫師才第二年，我的診已經是大診等級。病人多、病情和檢查複雜度也高。這天叫到號碼走進來的，是一位四十二歲的女人，大喇喇地，舉手投足都很率性的模樣。

「欸，我便秘好厲害，你看我肚子大成這個樣子。」診間門都還沒關妥，她就急著說，一邊拉開外套，露出圓滾滾的小腹。

「便祕成這樣也太誇張了吧？不太可能欸。」我示意她躺上檢查床，護理人員則協助她躺好，掀開上衣和拉低褲頭。

「你這個不可能是便秘啦！」才正要起身幫她做檢查，看到那顆肚子，我就鐵口直斷。「你這麼大一顆肚子，假如不是懷孕的話，就麻煩了。」她很瘦，躺平後腹部膨起更加明顯，皮膚給撐得繃繃的。那是個大概懷孕七個月尺寸的下腹，若是腫瘤的話就糟糕了。

「我不可能會懷孕啦，我停經很久了。」她邊哈哈大笑邊拍拍自己的肚子。結果超音波探頭一放，就看到一張小小的臉。

「你懷孕了啦！」算一下超音波影像中的胎兒頭寬[45]，「二十八週了啦，你也太誇張了吧，這位媽媽！」這下換我哈哈大笑。

「怎麼可能！」她雙眼瞪得雞蛋大，這大概比中樂透還讓她驚訝吧。

「你自己看吶，這是臉、這是手、這是大腿啊。」這個週數的胎兒大約一公斤，超音波影像還滿漂亮的，新手父母經過解釋之後多少都能跟著辨識出臉或是手掌。我印出幾張影像給她。幸好這顆大得不得了的小腹裡是小孩不是腫瘤。

「我跟我老公剛剛在外面還以為肚子裡是大便，一直推它欸！」她真的還在驚嚇狀態。眼睛瞪得大大的。

「呃，我想你這個孩子以後會非常有抗壓性。」連護理師都被我們的對話逗笑了。

我請診間外的老公一起進來看檢查。是個曬得黑黑瘦瘦的殷實男人，被護理師開門呼喚進診間時，大概是擔心有什麼壞消息，看起來有點忐忑。

「你是她老公吼？你太太懷孕了！已經七個月大了啦！」我實在被病人逗得笑不攏嘴。

「怎麼可能！」聽到太太肚子裡那坨「大便」原來是「小孩」，她老公一樣嚇得瞪大眼睛，眼白在黝黑的皮膚襯映下更加明顯。

太太一邊拿衛生紙擦拭肚皮上超音波診斷用的潤滑劑，一邊說，「對啊！我們之前花了幾十萬做不孕症治療，都沒成功。說我們很難懷孕了，就想說這輩子就算了，不會有小孩了啊！我這幾個月的月經都沒來，想說停經了，也沒理它啊。」

不孕症除非輸卵管阻塞、無精蟲等這種明確原因，有不少是「無原因」的不孕，也就是常有器官也正常、排卵也正常、精蟲也不差，甚至還特別抓了受孕期行房，依然很難懷孕的。十多年臨床經驗下來，卻遇到許多像這一對夫妻一樣，「已經放棄了，結果莫名其妙就自然懷孕了」的案例。我常常跟病人說，小孩子何時來，是緣分。不要強求，也不要失望。

「好啦，你是高齡產婦，又是非預期懷孕，產檢要趕快趕一下進度才可以。」笑歸笑，正經的檢查還是要完成。

「糟糕，我吃了很多個月治便秘的中藥欸。」女人真是了不起，發現要當媽了，突然非常認真地為小孩的健康思量了。據說這幾個月來，她的中醫都是把脈後才開藥，不是隨便吃成藥。這實在讓我很無言，不是據說把脈可以診斷出肚子裡是男是女嗎？明明一隻小孩這麼大，光看肚子也該想到了，怎麼還一直當便秘治療咧？

「你沒有問中醫師說你的肚子怎麼愈來愈大嗎？」我覺得有點誇張。

「有啊，他就說是宿便，幫我加藥啊。」講到宿便她不會再拍打肚子了。

「呃，我也沒辦法告訴你之前吃的那些中藥會不會怎麼樣，你最好回去問那個中醫，請他調這陣子吃的藥品出來，看看有沒有什麼副作用。」就算有，現在都已經二十八週了，除非有重大異常，不然也是準備生下來了啊。

「你都沒有覺得很奇怪，肚子裡面有東西在動嗎？」我實在對於她這麼遲鈍感到好奇，大約懷孕二十週左右就可以感受到胎動，二十八週的胎兒其實已經踢打得很用力了。

「我以為那是腸子在蠕動。」她害羞地說。好吧，她不是我遇過唯一一個以為小孩在動是腸子蠕動的女人，呃，台灣女人好單純可愛啊。

「我以為我們這輩子不可能有小孩了，想不到竟然懷孕了。」要走出診間去領媽媽手冊時，她撫著肚子五味雜陳地說。

「那就當作老天爺送你們的禮物吧，恭喜喔！」我真是被這對夫妻給逗得樂不可遏。

之後，他們就像一般的準爸媽，來門診時她改穿孕婦裝了。跟上次大咧咧翻開外套給我看「宿便多到肚子鼓起來」的她完全不同，真是太可愛了，我猜他們的家人也被這樣的改變嚇到了吧。她老公拿著各色營養品，問我那些該吃、哪些不可以吃。原本來「看便祕」時那兩個嘻嘻哈哈的相伴夫妻，因為即將為人父母而變得嚴肅認真。

他們真的運氣不錯，是個高齡產婦，第一次產檢時已經進入第三孕期，仍然逐項檢查過關，也沒發生產科併發症，只需要建議她補充點鈣質，加上適當運動。原先以為是腸蠕動的胎動愈來愈用力，讓她夜裡被踢醒，體型偏瘦的她還能看見胎動時肚子鼓出一團變形的模樣。

兩個半月之後，上天送的這個禮物健康出生。她雖是高齡產婦，還是順利自然分娩，是個女孩。她和老公學著哺餵母奶，七手八腳忙得不可開交，老公黝黑皮膚的眼角皺紋笑得更深了。她發現懷孕後就暫停染髮，原本有點灰白的頭髮顯得更白了些，加上歷經一整天待產，讓她更顯疲累。我不忘笑他們，「你們家女兒很強悍，在肚子裡被你們當大便推著玩都沒事啊。」夫妻倆仍跟我一起大笑，這上天的安排實在不是凡人所能想像的。

產後除了出院後回診一次之外，我們通常會約在俗稱坐月子結束，也就是大約產後一個半月到兩個月左右之後回診，看看復原狀況、諮詢下次懷孕計畫或避孕，同時進行子宮頸抹片篩檢。她在那次回診之後就沒再來過，這也不意外，女人當了媽之後，常常忙到把自己都忘了。

五年後的某一天，下午的門診。我在候診名單上看到她的名字，回想起她和老公那開朗的笑臉。

「欸，你很久沒回來做抹片檢查囉，忙著照顧小孩忙到忘記了吼？」待她一進診間，我跟她說。

她害羞地笑了一下，然後臉色凝重地說，「醫師，我這裡有一顆東西。」她摀住左乳房。我請她褪下衣物。觸診一摸，是一顆接近雞蛋大的乳房腫瘤，邊緣不規則。

乳房良性腫瘤通常可以在觸診時發現，其邊緣規則，輕推時甚至會有在皮下滑動的感覺；惡性腫瘤則常因周邊組織侵犯，特性是摸起來邊緣不規則，也不會有良性腫瘤跟周邊組織可以推開的「滑動」感，感覺上是「吃」在組織裡面。

「你這顆多久了？」觸診的發現給我不祥的感覺，邊緣界線不明、表面不規則、與周邊組織黏連。

「半年多前小小顆，最近愈來愈大……」她的聲音在發抖。

「你這個年紀，還有這顆瘤的型態、長的速度，很有可能是惡性的欸。」怎麼老是這麼皮，放到這麼大才要來看呢，我有點氣惱。「我幫你安排乳房攝影，然後幫你先掛好乳房外科醫師的號，他可能會幫你做穿刺採樣。」又怕她逃避，不來積極治療，再等幾個月病況一轉移，預後就不好了，所以我再雞婆叮嚀，「你要乖乖去做檢查和看報告喔，假如醫師說要幫你開刀，你就要好好接受治療，不要去搞一些偏方，那樣只會愈拖愈糟糕喔。你小孩還小，為了她，你要保持身體健康啊！」

她眼淚掉下來，聲音發抖地說，「我昨天跟我女兒說，馬麻可能生病了，她一直哭一直哭，說馬麻你不可以生病死掉，這樣我怎麼辦，你要趕快去治療！我今天才決定要來看病的。」她的女兒真的是上天送她的禮物。

當天她就乖乖到我轉介的乳房外科門診去，完成穿刺，一週後確定是乳房惡性腫瘤。她也遵守醫囑，迅速住院手術。

乳癌手術順利，她開始服用預防復發的荷爾蒙製劑，每隔三個月按時到我門診追蹤子宮內膜狀況[46]。從此之後，她不再像之前那樣皮皮的，每年例行抹片檢查都見她乖乖來追蹤了。我看見她還有一點當年那個大咧咧的個性，沒有因為乳癌而被打敗，真好。那個上天送他們的禮物，現在大概國中畢業了吧。

45 第二孕期（十四週之後）評估胎兒大小常以雙側顱骨徑以及大腿的股骨長為估算參考。

46 某些用於預防乳癌復發的抗荷爾蒙類製劑，會略微提高子宮內膜增生或是異常生長的風險，因此乳房外科醫師給予藥物治療後，通常會請病人到婦產科做追蹤。

調經一輩子的女人

這天夜診的病人不是太多，看情況大概十點半前可以結束。趁護理人員叫號的空檔，我打開下一位病人的過去記錄，嗯，四十九歲，半年前在同事的門診拿過每月週期使用的停經後荷爾蒙補充製劑，一年半前抽血指數顯示卵巢已經在更年期狀態。大概是要來繼續拿停經後荷爾蒙的吧，要記得提醒她接受乳癌篩檢，我在心裡想著。

病人走進診間，差不多就是四十九歲的樣子，不特別顯老，也不特別年輕。

「醫師您好。」

「欸，你好。今天是要來拿藥嗎？我看你前半年吃過荷爾蒙。」我問。

「喔，不是，我是要來問你說，我想生小孩，要注意什麼。」說出了跟一般三十歲女生一樣的主訴。

「啊？」我有沒有聽錯？去年在吃停經後荷爾蒙的女人來跟我說想生小孩？「你……你怎麼會現在想要生小孩？」我的病人總是給我很多的驚奇啊。

「喔，因為我去年結婚啦，我想要生小孩。」她很理所當然的模樣，沒有一點因為年齡太大或停經後的焦慮感。很多女生才三十五歲就哇哇叫，問怎麼辦？是不是高齡不能生小孩？她怎麼相反啊？

「你怎麼這麼晚才想生小孩呢？你年齡不小了欸。而且……」她難道不知道自己停經了嗎？或是夫家又給了什麼壓力嗎？可是看起來不像是承受壓力的樣子。

「因為我以前月經都很亂啊，最近這一年才終於調得比較正常，所以才想說我應該可以生小孩了。」她還是很理所當然地解釋給我聽。

「你調得比較正常是因為你在吃停經後荷爾蒙啊！你現在這個狀態，只要照著週期吃藥和停藥，月經當然會很正常啊，那是因為吃藥的關係欸。」她是怎麼回事？「一年半前R醫師有幫你抽過血，那時候就顯示你進入更年期啦！」

「一年半前？喔，對，那時候我月經很亂，但是最近這一年都很正常喔。」她回想一下。天吶，她完全沒搞清楚啊。我把抽血報告點出來，指著螢幕，「你看吶，一年半前，這個抽血報告顯示你已經進入更年期了，也就是要停經了啦。而這一年月經很正常，是因為你在服用荷爾蒙啊。」如果給七十歲阿婆吃週期性荷爾蒙，月經也會很「正常來」啊。她整個傻住。我看看後面只剩幾位病人，我跟她商量先在外面等一下，最後再跟她慢慢談。

所有病人看完後，我請她進來。「R醫師幫你抽完血之後，沒有跟你說你要停經了嗎？停經之後你的卵巢就不會排卵了，假如沒有使用荷爾蒙，月經也就不會來了。」我再說明一次。

「我以為……我以為終於月經正常了欸。」她還是有點嚇傻。

「所以你原來就有生小孩的打算嗎？」有些女生可能自己本來沒有生小孩的計畫，結婚後才被迫生小孩「給個交代」，所以我想知道，她是不是被三姑六婆親戚朋友給催生的。

「有啊，我一直想結婚生小孩，可是我的月經一直都不正常。去年月經開始正常了，我才敢結婚的，不然月經沒調正常之前，我怕我會不孕，我就不敢結婚吶。」

台灣傳統上，結婚跟生育兩件事幾乎是綁在一起的，不只如此，更好像沒有完成這兩件事的女性就是「不稱職」的女人似的。因為這種觀念，我的門診才會遇到卵巢過早衰竭的女生，被媽媽看成「嚴重瑕疵」，認為自己這下子無法嫁人；也有因多囊性卵巢症候群[47]導致慢性不排卵的大學女孩，自己上網搜尋看到這個症候群跟不孕有相關，就封閉自己打算出家；當然還有更多女人，結婚之後不論自己想生孩子與否，都得面對不斷的「關切」和「建議」（某醫師很會看不孕症啦、去哪裡拜拜啦）。假如台灣女人的價值還是以「有沒有結婚、能不能生小孩」來評估的話，那就女兒念完十二年國教之後，直接結婚生小孩好了。努力了這麼久的女權，怎麼女人還是用一百年前的觀點來看自己呢？抱怨完畢，言歸正傳。

「你月經正不正常和生不生小孩沒有那麼大關係啊！打算生小孩的治療和調經是不同的兩

件事欸！」我的天吶。

月經的週期取決於卵巢排卵的週期和荷爾蒙週期變化。有些女生每一個月排一次卵，在沒有懷孕的情況之下，月經就是一個月來一次；有些女生每三個月排一次卵，月經就是三個月來一次，當然，在這種情況下，就變成三個月才有一次懷孕機會。不論是四十五天一次的週期，或是三十二天一次的週期，在排除病理因素影響的情況下，其實都是正常的。在與醫師討論調經時，最好將自己近半年的月經週期表給醫師看，讓醫師較能瞭解所謂的「月經亂」是怎麼個「亂」法，才能加以判斷是否需要特殊檢查或藥物。雖然排卵不規律可能有較低懷孕機率，但並不表示不會懷孕，也有許多月經週期不規則的女性，反而因為安全期不好算而容易意外懷孕；因此，與醫師討論調經時，除了提供醫師月經週期資料之外，與醫師討論是否有懷孕或避孕計畫也很重要，才不會想懷孕但吃了避孕藥調經，想避孕但吃了排卵藥導致更容易懷孕，或是結果像這位病人，調經調了一輩子，直到認為自己準備好的時候，竟然是停經了，真是很悲涼的一件事。

「那我以前的醫師怎麼都沒有告訴我？我從二十幾歲就在各大醫院給調經欸。我調經調了一輩子！」她有點疑惑，又有點不甘心。

「你以前是去找醫師調經，還是說你想生小孩？」除非醫師有特別問生育計畫，不然主訴是月經亂，就給荷爾蒙「調」，是很常有的處置。

「我那時候還沒結婚，是要怎麼跟醫師說我要生小孩？」她大概覺得我這個醫師有點怪怪的。

「這就對啦，你未婚，月經亂想要調整，哪個醫師會給你生小孩的藥？當然是給你調經藥啊。」叫未婚又沒說打算「中獎」的女生吃排卵藥、打排卵針也挺怪的吧。不過，也不能怪病人傻，因為病人不知道其中的脈絡，所以醫師對於病人的「調經」需求，多問幾句、多解釋一些，釐清病人所擔憂的或真正想要的，才是真正治療疾病的根本。醫師的責任很大啊。

「啊……所以我沒辦法生小孩囉？」她很失望。

「不是沒辦法，你子宮還在，我們用荷爾蒙幫你把子宮內膜養起來，當然你可以打排卵針試試看，不過以你一年多前的荷爾蒙檢查推斷，我想你可能需要借別人的卵子。」只要器官在，技術上是可行的。「可是你這樣是高齡產婦喔，用自己的卵比較容易有胎兒染色體異常的問題，另外你年齡大了，懷孕過程併發症也會多。」

「我以為我已經調好了……」她還是很在意那個「調」。這真的是門診中，屢屢讓人又生氣又無奈的事。台灣民間充滿偏方、撇步或傳言的現象已經夠嚴重，電視節目卻也很少肩負起媒體教育的責任，談話性節目或者名人仍持續胡亂宣稱，結果就是，我們在門診常常要回答青少女們的媽媽「吃避孕藥是不可能讓A罩杯變D罩杯的」、「光靠按摩是不可能讓胸部長大五吋、腰變細三吋的」、「看時辰進行性行為是不可能因此懷男嬰的」、「青木瓜可以豐胸是無稽之談」、「某高齡名人光靠煲湯調養就自然懷孕是假的」……拜託明星和名嘴不要繼續在電視上胡扯了！整形美容或人工生殖技術都不是不可見人的事，不要什麼都推給「草藥調養」、「自然保健」，這樣只會讓其他民眾白花金錢，甚至延誤就醫，還有讓醫師在診間因為心疼病人而生氣！

「你的老公沒有小孩嗎？」我另外有事情想提醒她，「老公幾歲？」台灣婚配常常是男大女小，太太都四十九歲了，老公年紀可能更大，這樣的話，生小孩一事又多了個變數。

「他跟我是再婚啦，他已經有兩個兒子了。我老公六十三歲。」她沒會意出我問這些問題的考量。

「你有跟老公談過再生小孩嗎？」我猜測這個老公再婚是想要老來伴，不是想再當爸爸。

「沒有欸，我想先來問看看。」還是完全顛倒的邏輯。沒有先找到要跟自己生小孩的人，就先來找醫師，要怎麼給你「生小孩」的治療？即使是台灣的人工生殖法，也規定要已婚夫妻啊。生小孩這種人生大事，不先跟老公商量就來問醫師，是怎麼回事啊？

「你應該先跟老公討論吧？他年紀也不小了，說不定他也很難讓你懷孕啊。」我請她留到最後諮商是對的，她的問題很大，雖然其實並不是醫療上的問題。

「他其實最近想退休。」她又給了我一個訊息。合理啊，六十幾歲了，退休帶著新婚太太過悠閒生活，誰都想這樣吧。

「那你現在想生小孩，他不就不能退休了？」我覺得她可能很少與人談自己的想法，自己想著要調經，自己想著要生小孩，卻沒去取得別的資訊。「你現在快五十歲，老公六十三歲，假設你們不孕症治療順利，一年後就生小孩，也是要栽培小孩到大學，那時候你老公都已經八十歲了欸。」我有很多產後回診的產婦，因為睡眠不足和餵奶不順利，加上帶孩子的觀念和長輩不同，黑著眼圈大哭說，「我不想活了啦！好累！」生孩子絕對不是浪漫美好的事！

「嗯。」她不太願意去想這部分。

雖然不是說年齡大就不能有孩子，但畢竟在台灣生一個孩子，背後有許多現實要考慮，包括經濟、體力、家庭支持、養育責任。儘管台灣的不孕症治療技術可以讓七十歲的女人懷孕，但在技術之外，倫理也是個問題。國外曾有位六十五歲女性，經過人工生殖技術懷孕產子，在一片對科技的讚嘆之外，同時有許多輿論討論到，這個孩子一出生就得面對有慢性病威脅的高齡父母，也可能在成年前就面臨父母重病或死亡，雖說年輕父母身上也可能發生這些事，但站在胎兒權的立場，不論父母或醫師，都應該考慮技術之外的事。

「總之我還是得跟你說，如果想生小孩，我們在技術上幫得上忙，可是你應該先跟老公討論，再來接受治療。而且高齡孕婦會有高血壓、糖尿病、胎兒早產等等的風險喔。」整段諮商談了四十分鐘，門診護理師也跟著皺眉考慮她的情形，沒有先去洗器械做關診準備。

最後，她還是帶著「我調經調了一輩子，才敢結婚的，怎麼現在跟我說停經了，還高齡了」的情緒和想法離開。

「靜儀醫師，我覺得她還是沒聽懂。」門診護理師都很習慣我跟病人諮商醫療之外的許多議題，有些時候還會幫忙提醒一些意見，她剛剛跟著聽完這整段諮商，嘆了一口氣跟我說。

「我知道啊。可是該勸的還是要勸啊。」我的門診還真是常常做這種，勸了很久依然沒有結論的諮商。想到她調經調了一輩子，我也替她感到心酸，可是這到底是我們的衛生教育不足、醫師不夠雞婆（我想我算是真的有夠雞婆的）、或是傳統觀念綁死她了呢？

---

47 特性是卵巢慢性不排卵導致無月經，常有體毛旺盛、肥胖和挫瘡的現象。家族糖尿病史有關。減重和藥物治療可以改善。

束縛

「醫師，她一直出血，好幾個月了。」

病人白白淨淨的，規規矩矩地挺直了背坐著，陪著來的父母站在她後面，貼得近近的，深怕沒聽到重點似的。先發話問問題的是媽媽，頭髮灰白，略略彎著腰，很客氣，很擔憂的表情。

「好幾個月喔？來，先把過去半年的月經情況給我好嗎？」看來有點複雜，需要釐清出血和月經情況。問起來，之前的月經週期還算正常。大概三個月前開始不太正常，接著斷斷續續出血到現在，最近一個月的持續出血已經是月經的血量了，而且多是鮮血。

「有可能懷孕嗎？」通常父母陪同來的，這可能性不高。果然她大力搖頭。

「醫師，她還沒有男朋友啦！」爸爸媽媽異口同聲。好吧，是個保守家庭的「乖女生」，彷彿講到懷孕、生殖器，就好像很「那個」。

「有先去哪裡治療嗎？」手上沒有轉診單。

「有先去吃中藥。」還是媽媽回答。

「那，有改善嗎？」有的話應該就不會來門診了，不過還是問一下。

「沒有。」還是媽媽代答。

「有沒有喝補品？」這是教科書上不會提到的因子，但台灣許多家庭習慣亂燉補、喝草藥，其實有很大的影響。

「嗯……覺得她流那麼多血，人會很虛，有給她喝四物。」媽媽很誠實。

「亂來！」賓果，有時候不正常出血會自行改善，但如果一直惡化，常常是這種自己亂補藥的因素。病人和她的父母都是老實人，聽到醫師罵人，嚇了一跳。

「是中醫開的嗎？」我這是明知故問。

「嗯……不是。」媽媽回答得很小聲，「那個……四物不是補血嗎？她一直出血，我想說要補……。」

「你知道出血的時候，愈喝會出血愈多嗎？」這是中醫師告訴我的。中藥的劑量、處方、用法，都是專門的學問，西醫不懂，一般病人更不懂，但是台灣家庭中的媽媽姊姊姑姑阿姨，總是很愛亂用。媽媽不敢說話了。

抽了血，單純是荷爾蒙調節異常導致的出血，也真的有點貧血。超音波檢查起來子宮內膜沒有什麼異常增生，倒是媽媽給的補品導致內膜更加脆弱不穩，影像上甚至看得出來內膜正在不穩定的出血。

「因為出血比較久，量也比較大，內膜很不穩，所以給你大劑量荷爾蒙，但會讓你比較容易感覺噁心和頭暈喔。」我叮嚀，「太不舒服的話你就回診，不要自行停藥。」她乖乖點頭。像個高中女孩。

一週後她回診，出血情況緩下來了。

「醫師，那可以給她喝四物了嗎？」這個媽媽好堅持。

「好不容易才把血止住，不給喝是很痛苦嗎？」抱歉，醫師我脾氣好差。

「呃，她一直出血會貧血……」媽媽對「四物補血」很有執念。

「媽媽，四物是中藥成方，不是只有補血，還有其他藥效。就算你要給，也應該帶她去給專業中醫把脈過，並依照醫師的醫囑用藥，不是自己當中醫。」這幾乎是每節門診都得講的事情，「如果非補血不可，單純吃鐵劑就可以，食物中櫻桃啦、紅肉啦、豬肝啦都可以補充鐵質。」

「好，我買櫻桃和豬肝……」媽媽很認真地覆誦。

「現在這個劑量再吃兩週，應該就不會再出血了。接下來兩個月，你需要繼續來調整，好讓內膜穩定一點。」我再開了藥，也給了治療計畫。

「好。」媽媽在旁邊認真點頭。看得出來，這個女孩是家裡的掌上明珠。

「媽媽啊，她都三十歲了，不要當她小孩子啦！看婦產科這種事情，不用每次都媽媽爸爸陪啦。」傳統的思想認為，沒有「出嫁」的女兒是「小孩」，歸父母「管」；「嫁人」後就是「老公的」，就歸夫家「管」。父母關心女兒當然不是壞事，但也早該獨立自主了。媽媽有點不知道怎麼回答。

「下次自己來看診。」我對著一直坐得直挺挺，雙手平放膝蓋的病人說。

「好。」她點點頭。

第二個月她自己來複診。治療有效，終於停止了異常出血。我給了第二個月的治療處方，並叮嚀她，「請媽媽暫時不要自己弄補品。」她笑著說好，再約了一個月後複診。她是個很老實、很好溝通的三十二歲女生，前幾個月的瘋狂出血真的讓她身心俱疲，好險她很遵守醫囑，雖然因為藥品劑量較高而有點不舒服，但也就慢慢穩定下來了。

過一陣子治療結束後，我請她來做最後一次複診。今天的門診限了掛號人數，病人較平時少，我有點餘裕與她多聊，我們談到了未來幾個月的注意事項，我順便問她的生育計畫。

她是個傳統定義下的典型乖女孩，念書認真、工作認真，沒有男朋友，連性經驗都沒有。可是她非常擔憂自己的「未來」，或者，正確地說，她的父母親非常擔憂她的「未來」。

這個「未來」不是什麼事業發展、人生快樂，而是「嫁人生小孩」。她被父母影響，也感到非常焦慮，「醫師，我年紀都這麼大了，我很怕我會生不出小孩。」語氣還特別強調「這～麼～大～」。大她將近十歲的我啼笑皆非，才三十出頭就強調自己年齡「這～麼～大～」

「你這樣講，對你的醫師很殘忍。」我逗她。她笑出來。其實她不是特例，我在門診遇到的好多女孩，都被所謂「高齡」的枷鎖給狠狠綁住。彷彿女人只有婚育一責，過了某個年齡就超過保存期限，不堪使用似的。我對她說，「第一，在定義上你還不算高齡。」如果以產科定義的「高齡孕產婦」，是指足三十四歲以上。「第二，你明天就會比今天老、明年一定比現在老、一天一天過去你只會年齡更大，這件事情我確定，但是，然後呢？你明天就去生小孩？」

「我現在連男朋友都沒有啊！」她害羞到臉都紅起來。

「是囉，那你在這裡擔心自己年紀『這～麼～大～』，除了讓你每天焦慮，你還能怎麼樣呢？」

她想了一下，吐舌頭笑了，「對喔！」然後很認真地說，「可是我媽媽爸爸都很擔心啊。」

「嗯，你爸爸媽媽都擔心你年齡太大，生不出小孩？」我傾身側向她。

「對。」認真地點頭。

「那我請問一下，你爸媽會同意你十八歲生小孩嗎？」我看著她。
「不會！」她大大搖頭，一副「那怎麼可能」的表情。
「那就對啦！假如你的爸爸媽媽認為生小孩這～麼～重要，那十八歲就該讓你嫁人，我保證你生到現在大概可以生八個吧。」我故意誇張語氣。
「也是啦！」她邊笑邊點頭。
「台灣的社會和父母很奇怪，十八歲要結婚？不行！說你太年輕，什麼都不懂。二十五歲要結婚？不行！你的男友不夠好，沒有房子。然後二十八歲開始催促你，什麼親戚朋友都問，好像你突然就該有個男人。到了三十二歲，看你還沒有男朋友，就開始擔心你太老生不出小孩，不管什麼條件的相親對象都要你考慮。假如你真的三十多歲結了婚，又把你當成每天會生一顆蛋的母雞，天天問你為什麼還不快懷孕。」
「真的欸！」她整個笑開，猛點頭。
「嘖嘖，你不覺得這樣看起來台灣女人的可使用年限很短嗎？」我靠回椅背，看著她。
「你說的對欸，我真的沒有想過。我只是覺得壓力很大。而且我有些朋友好像即使結婚了，也生不出來。」她很認真地跟我討論。
「現在很多人生不出來，是因為工作得太晚又太累，沒有足夠的性生活是要怎麼生？」很多來問為什麼「不孕」的伴侶，根本一個月只有一、兩次性生活。拜託，又不是躺在一起就會懷孕。然後很多病人聽到為了懷孕而應該要有的性生活頻率[48]，直接趴在診間桌上說，「要那麼多次很累欸！」

「對欸，」她眼神亮了，「我的朋友沒有跟我說這些，但我知道他們夫妻倆真的很忙。」

我繼續說，「假如你爸爸媽媽一直覺得你沒有結婚生小孩很不好，你問問他們，他們栽培你那麼多，難道最後你的價值就只剩下能不能生小孩嗎？那真的不用讓你念書進修啦。至於生小孩的年齡，其實很多國家的統計是，有一波女性會在二十歲出頭生孩子，在四十歲左右又一波，主要是因為那兩個年齡層的女性剛好處在兩段不同的關係。沒有規定幾歲一定要結婚，一定要生小孩的啦！」

她雙頰緋紅，眼神爍爍，「醫師，我腦袋裡好像有個開關，『叮』一聲打開了！我好開心喔！」呵呵，聽到她這麼說，我也很開心吶。

台灣傳統家庭對於女孩的教育，好像很少鼓勵女孩訂定和實現「自己的」人生目標。在她們年輕時，要求她們不要談感情，也不讓她們參與社會，只要求她們「專心念書」；等到她們到了父母覺得「夠大了」的某個年紀，突然她們的學業成就沒意義了，事業表現也不重要了，只剩下有沒有「嫁給好男人」這個唯一標準，好似能否在「適當年齡」生小孩「傳宗接代」成了唯一價值。我在診間裡，看見這些舊價值一直徘徊在現在五十多歲的父母輩，甚至籠罩著現在二十多歲的女孩輩，導致性別平等運動一直停留在表面。如果我們不打破這種舊價值，所有女孩將永遠沒辦法以自己想要的樣子來規劃自己的人生，而繼續受困於只為滿足上一代和社會的舊思維中。

48 生育年齡的異性伴侶在沒有避孕情況下，每週平均二至三次性行為（非特別集中週末），為期半年約有百分之六十懷孕機會，為期一年約有百分之八十五懷孕機會。若有符合此標準而未懷孕，才需考慮是否檢查為不孕症。

猶豫的女人

「靜儀醫師，我這邊產房，有件個案要會診你。」產房護理師在電話那頭說。有沒有搞錯？內科或外科來會診婦產科也就算了，還有自己科內會診自己的喔？

科內找我向來都是麻煩事兒，這次的個案果然也非常棘手。我點開住院記錄查看病人資料，四十五歲，人工生殖協助懷孕，雙胞胎十七週，安胎中。咦，這很正常啊，高齡懷孕本來就較有風險，尤其多胞胎懷孕，有些真的在懷孕早期就開始需要安胎，那為什麼會診我？

「病人說要拿掉。」電話那頭聲音清楚。

「啊？」這是什麼狀況？安胎中的孕婦要求終止妊娠？更奇怪的是，她的主治醫師就是科內產科同事，應該沒必要會診我啊。剛好上午的門診剛結束，乾脆請產房帶病人和她老公到診間來談。

四十五歲的女人，瘦瘦的，滿面愁容，眉頭簡直像打了死結一樣，手上點滴還在打安胎藥；老公看起來稍微年輕一點，知識分子的氣質。我詳細問了病史，是這樣的：女人在其他醫院婦產科做了人工受孕，因為年紀較大，怕胎兒不健康，所以是借卵的，總共做了幾次人工受孕則不得而知；總之這次植入兩顆受精卵成功，懷了雙胞胎。已經完成兩次產檢，一週前卻決定放棄懷孕，回到原來做人工受孕的那間醫院，醫師幫她做子宮頸擴張，接著又反悔，被送來我們醫院安胎。難怪現在手上還吊著安胎藥點滴。

「然後現在你又不要了？」她的病史真是讓我頭昏腦脹，這是在搞什麼啊？

「嗯，我兩個女兒都不贊成我懷孕。」她說。哪裡又冒出來女兒？只有遇過未成年女兒懷孕，媽媽說要來拿掉的，還沒遇過成年到有剩了的老母懷孕，女兒說要拿掉的。

「喔，她這次跟我是再婚。」一旁坐得直挺挺的老公說話了。瘦瘦的，穿著洗得有點褪色但不顯邋遢的條紋襯衫，金邊眼鏡，文質彬彬。這下故事清楚了：跟前夫生了兩個女兒，離婚之後拉拔兩個女兒長大；後來再婚，與現任老公決定再生孩子，但怕年齡大不好懷孕，又怕胎兒不健康，用人工生殖技術借卵做試管嬰兒，成功懷孕到四個月了，但跟前夫生的那兩個女兒反對，決定要放棄。前夫果然是個長遠的麻煩來著（醫師亂下結論）。

「你們又花錢又人工，那麼辛苦，成功懷孕又是雙胞胎，還已經十七週了，你現在說不要了？」

「我也不知道。」眉頭打死結的這個四十五歲女人說。

不知道？「喔，你不知道，那我就不知道要怎麼幫你了欸。」我很老實地說。我看著她，她老公也看著她，她茫然地，面無表情。

我對於還不能確定意願的病人，如果對治療計畫還在遲疑，而病情暫時沒有生命危險的情況下，向來請她們再回去考慮清楚，有時候她們回家想想，會增加一些疑問，此時再來就診釐清，有助於做出較好的決定。

夫妻倆回到安胎病房，幾小時後，護理師打來，「靜儀醫師，他們說還無法決定。」

「那讓她先回家吧。」只能讓時間來幫助她想想囉。

「她說要帶安胎藥回去。」護理師補充。

「呃，好。」也是囉，保守治療為先。因此輪值產房的住院醫師交代了安胎注意事項，給藥後就讓她們離開。

對於科內將這件個案會診我，其實我心裡有點嘀咕。我的專長是產前遺傳診斷和諮詢，加上青少年醫學訓練，因此也有不少非預期懷孕的青少女個案。相較於其他個案，這兩類個案群，因為高比例會碰到胎兒先天異常，以及無法獲得支持的非預期懷孕，最終選擇終止懷孕的個案比其他醫師的個案數量高一些，但是這不代表，所有選擇終止懷孕的個案，就應該轉給我處理。如果他們是因為尊重臨床經驗，而將個案轉給我，感覺會好一些，但事實上許多同事是懷著「那種事情我不做」的道德高度，將選擇終止懷孕的個案轉給願意協助的醫師，彷彿以人工生殖做出生命的醫師就比較有道德，而願意協助終止懷孕的醫師，甚至個案本身，就是道德上有問題似的。

一週後，眉頭打死結的她和老公回到門診，「我要來拿掉。」小姐啊，上週你才拿了安胎藥回家，還問過是不是在家盡量臥床比較不會流產，你現在來說要放棄妊娠。我心裡頭對她的矛盾實在不太認同。

「你們決定好了喔？」我問。

「她決定的。」她老公說。語氣裡有一點淡淡的怨懟。我覺得這個老公算是修養不錯的。這個太太要生不生，反反覆覆應該已經讓他夠難受了，況且她不是意外懷孕，是「目的懷孕」（intended pregnancy），還是特別用了醫療技術去達成的。再自私一點地講，這個老公好不容易即將有自己的兩個孩子，結果另一個男人的孩子卻來要求他太太放棄他的這兩個小孩。好荒謬的一件事。

「呃，優生保健法規定要夫妻雙方都同意。」我端法律出來用。

「她如果堅持的話，我也只好同意啊。」她老公說，表情和口氣都無奈。眉頭打死結的這位太太依然很茫然。

「可是我兩個女兒都很反對我懷孕，說我高齡會很危險。」太太說。

「高齡懷孕相較於年輕女性是有比較多的風險沒錯，但是你這年齡懷孕的女性也不少，相關的懷孕風險我們當然會幫病人盡量避免，或者及早診斷來做必要的處置。」我的心裡嘀咕，你是到懷孕之後才知道你是高齡懷孕嗎？當初借卵做試管嬰兒，不就是因為考慮到年齡的問題嗎？這些討論應該在不孕症醫師那邊，一開始就應該討論完的。雖然我不排除她的反覆矛盾是自己的問題，但是她的不孕症醫師到底有沒有事先把利弊得失跟她討論過，我也很懷疑。

「你是成年人，我們會尊重你的決定。你女兒的意見是你自己參考用，在法律上就是依你和老公的意願。」我再度強調。

她還是給我一句「我不知道」，然後對話繼續輪迴。我再次說明優生保健法的規定、高齡懷孕和雙胞胎懷孕的風險、因採取借卵所以胎兒先天染色體異常機率是參考捐卵者年齡、產科團隊會採取措施來減少併發症可能……。整個說明過程，她老公只是看著她，而她給我們的回答依舊是「我女兒反對」或者「我也不知道」。就這樣反覆了三、四次，護理師和我心中的白眼大概翻了十數次。但是不管再怎麼不贊同，我們還是必須秉持產前遺傳諮詢專業，客觀中立地提供專業和法律有關的資訊。諮詢倫理的最基本態度，是「不批判、不指導」原則，意思是，醫師要盡其專業所能，提供諮詢個案需要的相關專業資訊，但是要尊重個案最終的決定。提供個案充分資訊之後，醫師都不該以自己的價值觀、宗教立場等主觀角色，對個案提出「你還是生下來吧」、「如果我是你，我就會選擇開刀」這樣指導性的建議；更不能說出「你怎麼可以放棄懷孕」、「你怎麼會不接受這個檢查」這樣的批判性語言。所以不管個案立場跟我們再怎麼不同，我們都必須尊重。如果個案無法做出選擇，我們要評估的是提供的資訊是否不足。

「我完全交給她決定啦，不過，假如孩子拿掉的話，我們之後會離婚。」老公在我和太太漫長的迴圈對話之後，突然說話了，「我沒有兄弟姊妹，父母也過世了，她和肚子裡未來這兩個孩子，將是我唯一的家人。假如這兩個孩子沒有了，我想，這段婚姻也結束了。」很重的話，沉甸甸的。他語氣裡面有一點點怨懟，很淡很淡的，被逼到不得不說出來的。

聽到她老公這麼說，我有點訝異，但又覺得能讓他們把話說開也好。這是專業諮詢之外我們無法提供的另一個參考資訊。他這段話，其實很心酸。她的前一段婚姻，不論經歷了什麼，在人生過半的時候，她選擇再與另一個人組成家庭，不是都應該討論過未來了嗎？她老公看起來也不年輕，至少四十歲了，看起來是家中的經濟支持者，要生孩子，代表他也要在未來二十年承擔更重的經濟與家庭負擔，這多少都要下過決心才行。他們之前接受的那幾次人工生殖技術，費用也不小，更何況人工生殖技術，要施打荷爾蒙等程序，常常不是一次就會成功，身體和心理壓力一定都不小啊。經歷了那麼多，結果殺出「與前夫生的兩個女兒」來反對他們的新家庭，這也太荒謬。更何況，那兩個女兒都已經各自結婚成家。

「你跟女兒雖然有血緣，但你們都是成年人，你應該自己做決定，況且要與你過下半輩子的是你旁邊這個先生啊。你真的要好好考慮。」我還是多嘴了。她和老公都沉默。老公剛剛那些話說完，她卻還是這樣的反應，應該也傷透了老公的心吧。

「你們再回家考慮一下好嗎？」我只好再給她多一些時間。

「我再想一下。」她說，沒打算結案離開的態度。

呃。「那，我先把其他病人看完，等你們決定再來敲我的門吧。」回家想了一週沒結論，怎麼可能現在在診間裡想出來？先不要讓其他病人為了她的猶豫而耗時間吧。

「我們回家討論一下。」在剩下最後幾個病人的時候，她老公探頭進診間，跟護理師說。

「好。」我和護理師把她的門診記錄結案，沒再給她預約單。

「我的安胎藥吃完了，再開給我好嗎？」看到批價單，換她探頭進來跟我們要求。

「呃，好。你外面等。」重新點開門診記錄，開了藥，寫記錄。護理師遞出處方單給她，轉身關上門，我們一起嘆了一口氣，露出無奈的表情。「一邊說要放棄，可是又一直吃著安胎藥，這多矛盾啊。」

三天後的門診，她又出現了。現場掛號，很前面的號碼。

「我還是要拿掉。」進了診間，她單刀直入地說。

「好吧，那我讓你們填同意書，辦住院囉。」不論如何，總之做了決定就好，她的人生得自己負責。

「先生有來嗎？終止妊娠要配偶簽同意書[49]。」護理師提醒。

「有，在外面。」她說。看來她老公已經死心了。

我們在這個案的諮詢過程，反覆說明各項資料數次，現在她終於下決心，不論結果如何，我和護理人員都有點鬆了一口氣。畢竟人生是她的，而我也堅持遵守著非指導與不批判的諮詢倫理。

我和護理師拿出必須填寫的文件單據、說明住院後處置方式、風險及後遺症等，讓她和老公一一把資料填妥。

「你今天就要入院終止嗎？」我還是很希望她再想想，雖然她大概已經走入死胡同了。

「對。」她斬釘截鐵的。

「好。」我列印出住院單，同時跟產房交班，「那個上次說要終止後來又安胎的，決定來終止了。」這段話當然沒當她的面說。

四個小時的門診結束，我到產房去巡房，看一個待產產婦，還有她。在待產病房中的她，身上還是來門診時的便服裝束，還未換病人袍，直挺挺躺著。「咦？」我嚇了一跳。

「她說她還在考慮。」產房護理師的語氣充滿無奈。

「啊？不是決定好了嗎？」我不由得聲調都提高了。

「我再考慮一下。」她直挺挺躺著，雙手抱胸。

「那要不要回家？」我覺得好疲倦。

「再等一下。」她說。

等什麼？等更好的理由？或是等誰幫她決定嗎？我不想下通牒，可是這種情況讓我們很難處理。

三個小時後，她跟護理師說，可以了，她還是要終止這一次的懷孕。因為雙胞胎，加上週數達十八週多，我們採取藥物流產。輪值產房的住院醫師幫她進行終止懷孕的第一個程序：在子宮頸放置促進子宮頸擴張的乾燥海草棒，加上浸濕的紗布，讓海草棒慢慢吸水，擴張子宮頸開口。這個下午就來住院的病人，此時進行第一個程序時，已經接近半夜。她的老公不在身邊，她一個人躺在產房。那兩個阻止她繼續懷孕的女兒，從來沒看到一個影子。

「靜儀醫師，你的病人說她不要放子宮收縮藥。」一早產房打電話來，一副溝通無效很無奈的語氣。子宮頸擴張劑放了一個晚上，子宮頸開口已經有三公分左右，隔天早上應該要進入第二個程序，放置讓子宮頸軟化以及子宮肌肉收縮的藥片了。但現在又是什麼情形？

「她說她還要考慮考慮。」護理師在電話那頭回答。天吶。我梳洗完畢，換好衣服，很無言地到產房去。她躺在床上，穿著病人袍，雙腳夾得緊緊的，雙手抱胸，躺著。身邊是無奈的護理人員，治療車的紗布上放著準備好的子宮收縮藥片。

「我還要再考慮看看。」看到我一臉問號的表情，她說。

「不是考慮好了才來的嗎？而且子宮頸擴張都用下去了，你不能一下要、一下不要啊！你肚子裡面是兩個有心跳的胎兒啊！」我很難不氣急敗壞，努力想穩住聲調講話，「子宮頸已經放了擴張的海草棒，你再這樣拖，如果破水，會有子宮內感染的風險，到時候要安胎會有困難啊！」

「我還要再想一想。」她還是躺得平平的，給我這個答案。

我的耐心都是病人磨出來的。「好，那我先不放收縮劑，但是擴張子宮頸的東西還放著，你要快點考慮，如果想留下孩子的話，我們得趕快停止。」我交代產房護理人員，再讓她考慮幾小時，必要的話，請老公來一趟。

兩小時後，產房打給我，「靜儀醫師，她還在考慮，我們也還沒放藥，結果剛剛兩個胚胎連同胎盤都自行排出來了。」老天爺已經幫她做了決定。

胚胎和胎盤都完整排出來，出血量不多，照例給了她幫助子宮收縮的口服藥，觀察十二小時之後，離院了。她沒有再回來我的門診。她的老公也沒有。

在門診裡看到人生百態，我心裡常替一些病人抱不平，因為她們身邊有個不負責任的男人、不體貼的婆婆，或者背負著不友善的社會刻板印記；但也有些病人，在多瞭解她們一點之後，好像也能理解為什麼她們的日子過得辛苦，為什麼說自己「總是遇到倒霉事」。

我常常提醒門診的大大小小女人，你們是一個獨立自主的個體，要自己決定人生中事物或價值的重要順序，也要勇敢追求、勇敢承擔。那些「男朋友說」、「爸爸媽媽說」、「老公說」、「同事說」、「隔壁雜貨店阿姨說」，都只是參考，而不該是左右自己人生的理由。當然，把所有決定歸咎於「別人說」，彷彿最終不幸福或後悔的時候，可以怪罪那個「別人」，好像自己的責任輕一些，甚至可以當個「可憐的受害者」，可是，人生是自己的，幸福不幸福，都是自己要過的人生，不是嗎？

尤其關於生育，在避孕知識已經普及、避孕方法也有效而方便的情況之下，更應該是「選擇」，而不是「意外」，也不該是「這個人說應該」或「那個人說不該」。人生是一條長遠的路，有人陪伴著一起做決定，是幸福，但最終要對自己生命負責任的，甚至對自己孕育而出的生命負責的，還是只有自己，不是嗎？

---

49 台灣的優生保健法規定，已婚有偶的婦女若要接受人工流產，必須配偶簽同意書。這其實違反了CEDAW（The Convention on the Elimination of all Forms of Discrimination Against Women，「消除對婦女一切形式歧視公約」）對於女性生育自主的概念，但是修法難度極高。

意外的生命

看起來頗有重量的女人，三十歲，初診。初診病歷有許多欄位得完成，包括職業、旅遊史、疾病史等，被問到體重那一欄時，她轉頭過去，揮手跟老公說，「你出去啦！」她老公笑，「又不是不知道你有多胖。」我和門診護士都被這兩個人逗笑了。她堅持等她老公出診間，才報上她的體重，「一百一十三公斤。」其實還好，之前曾照顧過一名孕婦，足月時一百二十公斤，秤的指標轉一圈，剛剛好回到零。

「我已經瘦三十公斤了欸！我去那個C醫師那邊吃減肥藥，從來沒有瘦這麼多過喔！」她很開心地說。C醫師做減肥很多年了，常聽說效果不錯，這病人大概是很成功的例子。

「你是不是月經都沒有來？」肥胖常導致多囊性卵巢症候群，而造成慢性不排卵，有的人甚至一年都沒有月經。我常常對很胖的病人這樣問，會得到病人「醫師你怎麼這麼厲害！」的表情。

「對啊！我月經都不會來喔，我如果去吃藥就會來，沒有吃催經藥的話，就一年都不來。」她也露出「你好瞭解我喔」的表情。

「你這樣不行啦，以後會有糖尿病、子宮內膜癌的風險喔，也會不孕呢。」我對她那個樂觀的表情有點無奈。

「對呀！我之前有去那個很有名的不孕症M醫師那裡看，他說我這輩子不可能懷孕了啦。」她還是開開心心地回答我。

「呃，那，你今天是什麼問題來呢？」我決定停止這個話題從頭開始。

「喔，我那天員工體檢啊，驗到那個肝臟胎兒蛋白指數很高。」她給我這樣的主訴，依然笑嘻嘻。

「胎兒甲型蛋白？」這個現象最常見的原因是肝臟出了問題，尤其是腫瘤。「那有沒有去看過肝膽腸胃科？」

「對啊，我嚇死了，我就去看家醫科。」聽起來很合理。「結果家醫科醫師做超音波的時候，發現我懷孕了。」我的天，她的故事還真是迂迴精彩。而且這個家醫科的服務怎麼這麼好，肝臟到子宮還有一段距離，竟然「順便」給看了？

「家醫科醫師說你懷孕幾週？」好吧，懷孕來找我也是合理，我心裡想，這家醫科醫師照料得很週全。

「二十八週了。」她很淡定地回答。啊!?

「我的家醫科醫師嚇了一跳，我也嚇一跳欸！」她很興奮地告訴我們整個驚人的過程。

「二十八週！這位媽媽你沒有感覺到小孩在動嗎？」整個很狀況外啊。懷孕二十八週時子宮已經超過肚臍上大約三指橫幅，胎兒都已經一公斤多了，難怪家醫科醫師把超音波放在肝臟位置時結果看到小孩，就知道懷孕了。那位家醫科醫師一定嚇壞了吧。

「我以為是腸子在動……」她摸摸頭，有點傻氣。

「那你有先去產檢過了嗎？」真是一團混亂的開始。

「有呀！結果每個醫師都不敢幫我產檢，他們叫我來找你。」她好開心地告訴我，好似我們是被眾人撮合的。門診護理師常常開玩笑說，「你在外面是樹立了多少仇人啊？那些難處理、高度醫療糾紛風險的個案，都轉來給你。」「仇人」是業內玩笑，雖說誰不喜歡處理病況單純的病人，但是我身為醫學中心的醫師，哪有推託的道理；只能說，這樣被轉介，也是一種對醫術的肯定吧。

聽到這裡，她的懷孕過程就合理了：從小就胖，而且是「很胖」，因此誘發多囊性卵巢症候群，慢性不排卵所以長期無月經，也不孕。大概是那位減肥名醫太厲害，讓她一次瘦下三十公斤，卵巢的排卵功能恢復了，也就懷孕了。但是因為過往月經常常整年不來，她當然沒有覺得哪裡奇怪，一直到驗出胎兒甲型蛋白，才意外發現懷孕。我的天，要不是剛好有員工體檢，我看她可能最後會以為是想大便，結果把孩子生在馬桶裡吧。總結下來，過度肥胖、非預期懷孕、早期妊娠藥物暴露、孕期營養不適當，是個高風險懷孕個案，也難怪醫師要把她轉到大醫院來。

我問她有沒有去找減肥醫師問藥物的問題，她說有問過，但醫師說藥品影響不大。她順便帶了減肥醫師釋出的處方籤來，我檢視了一下藥品，多數藥品的安全等級都算可接受。當然整個懷孕早期該做的檢查都錯過了，除了某些例行產檢的項目得趕進度之外，我幫她多抽血驗了一些內科疾病，尤其糖尿病篩檢。厲害的是，她還沒有發生高血壓，也沒有糖尿病。運氣還真不錯，檢查起來沒有發現什麼大毛病。當然我一再向她強調，週數大，加上母體脂肪層肥厚，胎兒超音波的解像度實在不太好，不敢保證器官都沒有問題。況且例如唐氏症血清篩檢等某些疾病篩檢已經超過時間，沒辦法做了。但她大概是個性天生樂觀，或者懷孕太喜出望外，最後開開心心地做完檢查，並預約下次門診就離開了。

兩週後回診，她胖了十二公斤。我的天，對於一個懷孕期就已經過胖的孕婦，整個懷孕到足月的體重增加應當控制在九公斤之內，她在兩週內就比孕期全增重增加得還多。

「你們那個諮詢室的護士說我會被你罵。」她笑著，指著產檢手冊上的體重欄。

「知道就好！」這次她的老公和媽媽都陪著來產檢，我把苗頭指向家屬，「拜託不要讓她吃那麼多，人家說『一人吃兩人補』是錯的，不可以拚命養孕婦啊！」傳統觀念簡直把孕婦當成無底洞拚命餵，事實上，台灣現在哪有挨餓或營養不足的孕婦？只要正常飲食，通常都足夠。

「你看，就叫你不要吃那麼多，罵人了喔！」她老公唸她了。

「我把飯都收起來，結果她半夜還出來拿飯鍋吃！」媽媽向我抱怨。

也不意外，她之前都靠減肥藥抑制食欲，現在懷孕停藥了，除非她的行為改變，不然一定像氣球充氣一樣噗噗噗地胖回去。我花了很長時間，把她應該攝取的營養食物和應該避免的高熱量食物做出建議，拜託她下次別再胖這麼多了。

「你要多運動、多走路。我不希望你剖腹。」每次門診一定要叨唸她。

「好啦，我有爬樓梯。」她圓圓的臉，笑著說。

「你爬樓梯膝關節壓力會很大啦！你能走幾層樓？」爬樓梯是心肺功能壓力很大的活動。

「一層。」她回答。真是敗給她。

「不行啦！每天去散步半小時！」我只好盯著她老公要求。

她第二次來產檢時，增加八公斤……再度被諮詢師唸一次，我唸一次，媽媽和老公趁著醫師在場也唸一次，她都快哭了。我再度跟她強調要多運動來減少體重增加，否則她這樣的體重，假如得剖腹產，麻醉風險和傷口癒合不良的風險都很高，更何況她腹部的脂肪這麼厚，假如要開刀撈出小孩，我可能需要兩位助手全程把肚子的肥肉往上拉……

孕婦怕熱，她當然更怕熱。我因為怕冷，門診空調的溫度總調得比較高。後來幾次產檢，她直接坐在門診外的候診區，一邊在很強的空調中滿頭大汗地搧著風，一邊跟我說，「門診裡面好熱，我不想進去。」實在又氣又好笑。「我好喜歡你們的產房喔，冷氣很涼快。」

她真的是一個很開朗的女生，但體重過重，對醫療團隊來說，不論診斷的困難、併發症風險、可能的分娩困難，甚至一旦需要急救時的困難插管和困難麻醉，我們可是擔心得很。三十四週之後，例行在每次產檢時安排她到產房做胎心音監測。她那樂天的個性，讓產房護理師也都喜歡她。她每次回來門診都笑得很開心，有次還跟我說，「你們門診的每一個護士都認識我欸！」當然認識，我們還沒照顧過這麼大噸位的產婦，連產科諮詢室都因此買了可以量到一百六十公斤以上的電子秤。

到了最後幾次產檢，她依然血壓和血糖都正常，只是自己體重過重，胎兒也過重，最後的挑戰就是分娩了。產前超音波估計胎兒體重的指標是頭圍、腹圍和大腿骨長度，因為她的腹部脂肪太厚，檢查的影像解析度很差，但是再怎麼估計，都在三千八百克到四千克邊緣。

「我很難精確估計胎兒體重，可是看你的狀況，我們盡量自然產好嗎？」我通常向病人盡量說明清楚她們的狀況，但有些時候也怕驚嚇到病人。

「好啊！」她一派輕鬆地笑著，滿頭大汗，拿著孕婦手冊猛搧風。

她足月前，我剛好奉派出國，將她託給學長J產檢。兩週後，她回來我的門診時笑著說，「你們那個醫師只看過我一次，就叫我不用來給他看了，叫我等你回來就好。」她也知道因為自己實在太胖，多數醫師不太願意看。

「唉唉，連產檢一下都不願意幫忙啊學長。」我心裡一邊犯嘀咕，一邊好氣又好笑。好吧，是責任，也是緣分。

儘管恐嚇再恐嚇，講了再講，最終到了足月，她還是達到一百三十七公斤。

某天早上，她破水，進產房待產了。因為真的體重太重，一般病人袍不夠大，只好讓她前後各包一件。這時她即使再怎麼樂天開朗，遇到產程的子宮收縮疼痛，也笑不出來了。她汗如雨下，忍不住皺眉低哼，在待產床上坐立難安。「加油喔。已經開六公分了，進展很快的。」她的產程進展出乎意料得好。她老公陪在她身邊，幫擦汗，幫按摩，輕聲安撫著她。我預估胎兒體重不小，特別交代了產房護理師要注意產程，不要太早催產婦開始用力，好讓胎頭慢慢下降。真是先天體質好，她的產程順利進展，大約半天，產房通知我，「她子宮頸全開，胎頭下降到產道囉。」痛雖痛，她還是咬牙堅持著在產房走動、坐生產球[50]，真的就給她慢慢進展到可以生了。

當班產房護理師全部出動，到產房幫忙，教她如何憋氣、用力，「加油加油！我看到小朋友頭髮囉！」我一手護住她的會陰，一邊注意胎頭的狀況。

「媽媽加油，再用力一次！」產房護理師都一起幫忙。她一次又一次，咬牙憋氣，用力。竟然，胎兒就隨著她一次一次用力，順利地分娩出來了。連會陰部都沒剪，只有一些些小裂傷。很壯很壯的寶寶啊。她鬆了一口氣，護理師們也鬆了一口氣，我更是鬆了一口氣。

新生兒體重四千六百克。健康無虞。母子均安。只是新生兒科看到這麼大的寶寶是自然產，再聽到媽媽的體重，都露出「啊？我有沒有聽錯？」的表情。我想上天眷顧好人，所以眷顧這個樂觀快樂的家庭。

---

50 可協助孕婦放鬆骨盆，有助產程進步。

浮木

「醫師，我要做陰道整形。」一個極瘦的女人走進診間，關上門，第一句話。

可能因為我是女醫師，我的病人的主訴有時候滿直接，也滿多元，尤其是關於性的困難或是性傾向。這是好事，病人能夠坦誠說出困擾或現況，才好對症下藥。

「嗯，你讓我先檢查看看，我們再討論好嗎？」

四十八歲，生過兩胎，自然產，還未停經，不過最近半年生理期有點紊亂。護理師帶她到診間後面的檢查室，脫下褲子，躺上內診檯。她骨架子小，會陰部和骨盆都不寬大，內診起來，陰道大概也只有二指幅左右的空間。黏膜和皮膚狀況，接近更年期了。

「不好意思，我冒昧問你，你現在是已婚嗎？」這陰道其實頗為狹窄，如果沒有適當潤滑，性行為會較乾澀。這麼窄的陰道還需要做陰道整形，性伴侶的狀況是怎麼了？這樣的年齡與陰道狀態，通常是抱怨陰道乾澀、性行為疼痛，甚至裂傷。難道是換了新的性伴侶？

「是啊，我有老公。」她維持躺著的內診姿勢，因為隔著一塊診療布巾，我看不到她的表情。

「好喔。你先起來，我跟你討論一下。」我心裡暗忖，除非新婚，不然性生活怎麼會最近才出問題？難道是忍耐了十幾二十年？

我回到診療桌，開始打電子病歷記錄，她整好衣物，也坐回到診療座位上。

「你的陰道檢查起來，只有兩根手指頭寬欸，這樣應該還好喔，也沒有明顯的鬆弛，況且你快更年期了，停經之後，荷爾蒙濃度降低，陰道會萎縮，會變更狹窄喔！到時候性生活可能會因為陰道狹窄而困難，如果你再整形，到時候會非常不舒服啦！」我把檢查結果和建議跟她說明。

就像男性迷信陰莖尺寸一樣，女性也被男性文化影響，對於自己的陰道不但缺乏瞭解，還有很多偏見，譬如對於自然生產之後「陰道鬆弛」過度擔憂。其實陰道是彈性非常大的組織，充滿皺褶，平常就像收起來的消防水管一樣維持著前後壁類似靠合的狀態，但在適當潤滑或是準備之後，可以擴張甚至稍微延長，陰道分娩本來就是再自然不過的事，而以前的女人動輒一輩子生八個十個，也顯示產後的陰道其實可以恢復到一定程度。

一般人只擔憂女人陰道「太寬」、男人生殖器「太小」，卻鮮少提到如果女人陰道太窄，性行為會有多困擾。我在住院醫師時期的門診進行跟診訓練時，曾經有一位病人在一些小毛病診療完之後，欲言又止，最後終於鼓起勇氣問，「醫師，阮尢晚上都會找我那個，啊我就更年期了很乾澀，都會痛，很不想要欸。」學長居然回答她，「你這個年紀了，老公還要跟你那個，你要感激，還嫌。」結果病人帶著困擾和害羞地離開。我當時身為學生在一旁，心裡覺得好難過，怎麼沒能幫忙她。熟齡婦女的性，從來沒有被好好談論和對待過。我碰過停經後享受親密關係的女性很多，但是因為「老公太頻繁讓我很不舒服」來求診的女性也不少。況且，性生活不是只有生殖器之間的部分，還包括情感與其他親密行為的感受。再者，就算生殖器有問題，女性透過骨盆底肌肉訓練也可以改善一部分的性感受，如果真的明顯差異過大，手術當然是個考量，也能協助改善。但是……她跟伴侶怎麼會在超過二十年的性關係之後，才考慮手術呢？我實在很疑惑怎麼會有這年齡的已婚婦女，突然想要做陰道整形。

「我老公外遇了，我一定得做陰道整形啦！」她突然嘶吼一般說出這句話，然後趴在診療桌上大哭起來。

原來如此。如果再早幾年，年輕氣盛的我，一定劈頭就罵人了吧，罵她傻不夠，還要罵她老公是個混蛋，也要跟她說這樣不值得。隨著年齡經歷，我知道，當以為自己和另一個人建立了一個家，要一起攜手走到遙遠的那一天，甚至準備著誰先離開這個世界時，要如何為對方安頓好，結果發現，原來自己不在對方變老時考慮的選項裡面，那有多痛、多無助、多慌亂。這種時候，要她做什麼傻事，她都會願意。「只要可以挽回他的話。」多少女人心裡有過這樣一句話，然後喪失理智地做了很多傻事。

我一直記得住院醫師訓練時，不孕症室的一件個案。女人在例行的陰道超音波檢查中岔開腿，讓我們在她胯下整整檢查了二十分鐘，一一計算她雙側共十七個卵巢濾泡的尺寸，準備接受一週後的精蟲分離術人工授精。女人離開診間之後，護理師很認真地跟我說，「我們一定要幫她成功，她之前生了六個女兒，要拚在外面的小三懷孕之前，趕快生一個兒子，不然就要被趕出去了。」如果對方的心已經不在，真的可以因為第七個孩子是兒子就扭轉嗎？這樣對她和六個女兒又公平嗎？「只要我如何如何，他就會回頭了。」多少傻女人心裡總是這樣騙著自己。

眼前這個枯瘦的病人崩潰大哭了一陣子，我沒讓護理師打斷她。讓她哭一下吧。她的心裡到底有多折磨，才會在一個初次見面的婦產科醫師面前大哭呢？待她哭完，護理師遞給她一疊面紙，她接過去，然後，整個人像骨頭都散了一樣垮下來，用非常絕望的表情看著我，「我要做陰道整形，拜託。」

「真的，這不是你的問題，也不是你陰道的問題。聽林醫師的，好嗎？」我看著她，無比心疼。「你做完陰道整形之後，會太窄，性生活會很痛苦的。」不久前，門診才有一位性生活飽受折磨的女人，因為年輕時進行過陰道整形，到了更年期後，陰道萎縮，反而狹窄到連做抹片檢查都困難，每次性生活都裂傷疼痛，少見地來找我進行陰道擴張手術。那位女人術後回診時，笑著跟我說，「林醫師，現在好多了啊，我睡覺前不用躲起來了。」

「拜託啦！真的！以後怎樣沒關係，我就是要做陰道整形。」她又哭了。

我很想對她說，等你經歷完這些折騰，就會知道，當對方不愛你了，你做什麼努力都沒用的。我的門診有各式各樣的女人，有些甚至在她們離開診間之後，讓護理師忍不住說，「林醫師，我超想揍她的，她怎麼這麼白目啊！」可是，重點是，再怎麼樣刁鑽、難以溝通、讓人火大的女人，還是被某人疼愛著，不計條件呢。被愛，與不被愛，向來都不是認不認真、努不努力、自己好不好的問題。

「真的啦，你這樣的狀態，林醫師真的不能幫你處理了，真的啦，我也有我的職業道德啊。」我收回情緒，擺出最討人厭的專業模樣。

「林醫師，拜託啦！」她哭求著。

我看著心痛。我理解那種不管什麼飄過來都當成浮木的感覺，即使自己也知道那不過是塊沒用的浮木。「真的啦，你聽林醫師勸，把自己的日子過好一點，真的不要傷害自己，去做一個會後悔又沒用的手術啦，真的。」我還在勸。即使她一定會答應自費進行這個手術，而我也沒什麼損失。

最後，她還是哭著離開診間。我一直掛念著她。最後是否有其他醫師幫她把陰道縫窄，她最後又如何獨自面對她的人生？

沒有陰道的女人

執業十年之後，我已經有不少穆勒氏管發育異常，導致無子宮無陰道症候群的臨床經驗了。診斷的流程，以及個案會擔心未來的哪些事情，也都很熟悉。雖然無法確保每件個案經過診斷和諮詢之後，都能正面看待人生，但至少她們離開診間時都得到了想要的專業資訊，或許，還包括了一些心理建設。

隨著叫號聲進入診間的是個二十二歲女生。「醫師，我想來檢查我有沒有子宮。」

咦？這個年紀懷疑自己無子宮，是怎麼回事？

「你有月經嗎？」這是基本問題。大概可以先鑑別診斷方向。

「從來沒有。」

唔……我打量一下她，胸部有基本發育，外觀與一般女性無異。

「你從來沒有月經，有就診過嗎？」

「我國中的時候，媽媽有帶我去婦產科，醫師好像說我沒有子宮。」她頓了一下，「我想自己確定一下。」

雖然聽到這邊我覺得應該是穆勒氏管發育異常的個案無誤，但是該做的檢查還是得做。內診是必要的，但是內診前，通常要確認個案有無性經驗，「你有性經驗嗎？」我覺得自己明知故問，但是內診前這樣確認已經是個習慣了。

「有。」她回答。

這就困惑了，這樣的個案，通常只有非常短類似皮膚凹陷的的陰道啊，怎麼可能有性經驗？她褪下下半身衣物，在護理師的協助下躺上內診檯。一如以前常見的無子宮個案，輕輕撥開小陰唇檢查，沒有陰道發育。診斷大約是確定了，不過，尚不能排除是穆勒氏管發育異常導致無子宮的生理女性，或是另一種稱為「男性素不反應症」的生理男性[51]。我安排了相關的一些血液檢查，並請她下次回診時準備進行超音波檢查。

兩週後，染色體顯示為46,XX，生理女性無誤。血液裡的女性荷爾蒙濃度與生殖年齡女性相符，表示卵巢有正常發育與正常功能。超音波檢查結果，嗯，果然在骨盆腔內看不到子宮。「確定是先天子宮及陰道未發育。這個我們稱為穆勒氏管發育異常。」我將檢查結果一一跟她做了說明，並且向她確定了診斷。我有點擔心她會受不了。

「好。我瞭解了。」非常平靜。

看到太多對於「無法生育」而崩潰沮喪的病人，遇到她這麼平靜地接受自己的診斷結果，我反而有點不知所措。「因為沒有子宮，你會無法懷孕。但是你不用擔心荷爾蒙喔，你的卵巢正常工作，所以不要跑去亂吃補品喔！」我超怕她身邊家人朋友會自作聰明，當她「沒有月經就是更年期」，而要她亂吃補品或保健品。「你到了大約五十歲，也可能跟其他女生一樣遇到更年期荷爾蒙混亂而覺得不舒服，這個等到時候再說。」

「嗯。」她還是很平靜地聽著。

「呃，雖然無法生育，但是不要難過，我們可以幫你做人工陰道，結婚和性生活也沒問題的。只是如果真的要有自己血緣的小孩，你可能需要取卵出來，植入其他女生子宮，借代理孕母生小孩[52]。」我一股腦兒交代了許多非常遙遠的事情。

「我不用做人工陰道，我男友認為我們現在這樣很好。」她說。

「嗯，這樣就好。」我忘記上次就診時她說過她有性生活了。

「謝謝醫師。」她帶著解開謎團的表情，起身跟我點了個頭，微笑了一下。

「呃，好。掰掰。」太出乎意料的發展，我有點嚇一跳。

我後來想，她抱著「可能沒有子宮」這個診斷應該很久了，而且大概也跟男友有一些討論了。畢竟以前媽媽帶去檢查時年紀還小，現在可能為了要規劃一些未來的事情，決定來好好做個檢查，以自己為主體跟醫師問清楚到底是怎麼回事，以確定自己與男友未來的一些可能與不可能吧。我覺得很好。

51 男性素不反應症，是一種基因突變異常；個案染色體是46,XY，也就是男性染色體，但因基因突變，即使生殖腺分泌了男性荷爾蒙，發育期的胚胎應該對男性荷爾蒙發生反應的器官，包括外生殖器的陰莖和陰囊，卻沒有發育成應有的男性外觀，多半應該降至陰囊的睪丸常常留在腹腔裡，外生殖器沒有膨出的陰莖，沒有發育出陰囊的外陰部有時候看起來像陰唇。而因為身體還是有少部分女性荷爾蒙，青春期後也會發育出跟女性一樣的乳房及陰毛，因此這樣的個案經常因為一直無月經來潮，詳細檢查後才發現其實是基因突變的男性。

52 代理孕母目前在台灣並未合法。

面對

女人走進門診，極瘦、蒼白，像小男生一樣的短髮，看得出來是化療掉光後新長出來的短髮。剛生過大病的模樣。

我點開門診記錄，是乳房外科轉介過來的乳癌患者。乳癌病人手術後需要吃Tamoxifen化療藥預防乳癌復發，儘管這藥物會刺激子宮內膜增生，導致少部分病人產生子宮內膜癌的併發症，但相較之下比乳癌復發容易診斷及治療，所以通常仍採取這樣的做法，也因此乳房外科的醫師會將她們掛號到婦產科門診來做追蹤。

再看一眼這位病人，覺得面熟，身邊陪同的老公也面熟……有印象了，是幾年前產檢和接生的病人。天吶，她還年輕啊。產後那時的她，帶著一張幸福的笑容，現在換成一張又瘦又恐懼的臉。

我依例行開始解釋，她被轉來我這邊做檢查的原因，並且說明這個化療藥物雖然有副作用，但相較於乳癌復發或轉移來說，子宮內膜的增生或癌化的風險是較低的。她點點頭，「外科醫師也這樣說。」很細弱的聲音。接著我順道幫她完成例行子宮頸抹片檢查，超音波也確認了子宮內膜厚度正常，沒有異常發現。

我還是囉嗦嘮叨地叮嚀，「你要乖乖接受外科醫師的治療喔！不要聽信親戚朋友亂講，跑去亂吃保健食品喔！也不要相信什麼餓死癌細胞這類鬼說法，要好好吃東西，正面面對這個疾病。」

即使癌症治療已經日新月異，不僅化學治療藥品的效果愈來愈好，標靶治療等藥品也因特殊機轉減少了副作用，乳癌的荷爾蒙輔助治療更已有大型研究證實效益，但民間還是充滿了「寧可信其有」、「不試試看怎麼知道」、「聽說某人就是吃這個完全好的」這樣沒知識、不衛生、還會害死人的偏方。每一個臨床醫療人員都遇過，癌症早期已發現，如果照著標準治療程序就可以治好的病人，卻被健康食品、偏方、草藥等延誤了治療，待回來我們面前時已經束手無策；或是聽信「吃太營養會把癌細胞養大」，想「餓死」癌細胞的癌症病人，結果營養不良、身體虛弱到無法接受化學治療。真的是沒餓死癌症，先餓死了自己。

女人因為瘦下來而變大的眼睛含著淚水，說話幾乎發抖地問，「我為什麼會得乳癌？」

沒有家族史，沒有暴露史，又很瘦，除了較晚生育之外，其實找不出高風險因素，但也因為沒有明顯高風險因素，讓她和老公對於罹病更加感到錯愕和悲傷。

「我的生活都很正常啊，吃也很正常……」她很黯然。

大家習慣把罹癌歸咎於「自己哪裡不好」、「做錯了什麼」，但這麼做只是讓罹病者自責，加深痛苦。其實每種癌症的發生原因不同，包括數個抑癌基因和數個致癌基因的突變或異常，再加上各種不同來源誘發，也包括身體免疫機轉的情況等等。如果把一個正常細胞走向癌症細胞的各種原因機轉畫成一張圖，那張圖上大概會有數十條單向或雙向線條，加上數十個基因參與，更一定會有一個部分寫著「未知」。

沒有任何人比科學家和醫學研究者更想把「未知」之謎解開，而科學的態度，就是誠實承認：面對癌症，我們還有非常非常多的「未知」，並積極面對「未知」。可是，這也是最難說服病人和家屬的部分，也是散布偏方、吹噓保健保療效、迷信神鬼和小道消息的最大利器，許多病人和家屬不願意承認我們面對疾病與科技依然有未知，而盲目相信某些理由和「治療」，任由自己或別人給的細微線索和虛幻想像做決定。畢竟，沒有「人定勝天」這件事，我們只是在上天的安排之下，努力活得好一點而已。

我在紙上畫著幾個癌症機轉，給她「癌症成因複雜，常常不是因為你做了某件事就造成的」這樣的概念，勸她不要想這些，況且孩子還小，要把自己照顧好才能照顧好小孩。

她和老公稍有笑容地離開了。

幾個月後，她因為有些小症頭來門診，情緒看起來好了一點，恐懼的感覺也少了些，讓我稍微放下心來。半年後，她再前來進行每三個月的例行追蹤，狀況明顯穩定了一些，對比初面對癌症時的脆弱與無助，也改善了許多，已經不用老公陪同就能獨自前來門診了。

因為她的化療藥會抑制住女性荷爾蒙，出現了一些停經後萎縮性陰道炎的現象。小毛病。檢查完，我跟她討論用藥，解釋病情。「你要正常生活喔，在體力能夠負擔的情況下，日常作息可以恢復，其實也慢慢能恢復工作。」如果整天只在家躺著當病人，原本沒病都躺到虛弱了吧，因此我鼓勵她恢復日常。「喔，性生活也是，可以恢復喔。」我補充。

她臉色一沉，「我生病之後都沒有了。」她才四十二歲。

「欸，生病和性生活無關啦。」我輕輕拍她肩膀，逗她。

她身體向後一縮，「我會怕。」

「嗯，化療藥物會讓你有一點點陰道乾澀，但是慢慢來，用點潤滑劑幫忙，沒事的。」這是滿常見的狀況：情緒影響性慾，陰道的乾澀又讓她不舒服，造成惡性循環。

護理員也一起鼓勵她，「嘿啊，很多人都這樣，慢慢來。」護理人員都知道我的習慣，馬上遞了張便條過來，讓我寫下潤滑劑廠牌，免得她去藥房時不好意思開口，「你去大一點的藥房，給他們看這張，他們就會拿給你了。不用覺得害羞啦，其實很多人在用。」我補充道。

「你該不會真的要改吃素、信教唸經了吧？」我開玩笑地問她。

「是啊，大家都跟我說應該要吃素，然後去廟裡住，要唸經，不可以有那個。」她語氣平淡地說，彷彿在說「睡覺前要刷牙」、「口渴了要喝水」那樣地自然。

「挖咧，你和你老公都那麼年輕，這樣不好吧？」我被她那麼平淡自然地說出「吃素」、「去廟裡住」、「唸經」，嚇得下巴都要掉了。哪些亂七八糟的人做這種建議啊？

「我婆婆知道我生這個病，就說我快要死掉了，叫我老公準備再娶一個……」她說出這句話時的表情，我到現在回想，還感到心痛。我和跟診護理師當場簡直說不出話來。

「你婆婆太離譜了吧？」護理師有著女人的同仇敵愾。

「你婆婆會比你先死掉啦，她想太多！」我氣到口不擇言。脾氣不好如我，不由得開始抱怨有些長輩很沒水準，什麼都要管。台灣的家庭和生活型態已經西化，傳統價值卻一直沒跟上腳步。

她沒有哭，一點悲傷的表情都沒有，只是木然，像是心裡有些什麼真的死掉了一樣。很多時候，疾病沒有讓人死亡，是人心殺死了人。

走鋼索

「欸，上次那個病人今天又掛號了！」護理師說了一個門診和病房都印象深刻的名字，「她該不會又懷孕了吧？」

「不會吧，她很難懷孕的啊！」

這名字我真的太有印象了，兩年前產檢接生的產婦。懷孕初期體重一百一十三公斤，懷孕到足月時一百三十七公斤，胎兒四公斤多，自然產。嗯，這次該不會……

「哈囉，醫師！」她真的是個很可愛的病人，幾乎都是開開心心的，很開朗的個性。

「欸，你跟小朋友好不好啊？」產科醫師的好處就是可以陪同一個又一個家庭，看見她們迎接新生命，看她們陪同孩子成長。

「很好啊！」她笑得合不攏嘴，「欸我又懷孕囉！」

果。然。

「啊，恭喜你們。」我其實心中暗暗忐忑，她的產檢和生產都是高風險啊。

「我半年前又去找C醫師吃減肥藥啊，又瘦了二十公斤，然後我就又懷孕了欸！」跟上次她懷孕的過程一樣，減重成功，恢復排卵，順利懷孕。

「你這次有提早想到要驗孕喔？」我趁機虧她一下。她上次是懷孕到七個月大還不知道自己懷孕啊。

「哈哈哈哈，對啊，我就覺得應該是懷孕了。真的欸！」她笑得非常開心。

「哈哈哈，好，先去檢查一下週數吧。」我讓她先到超音波室。

「蝦密！你那個病人又懷孕囉？！」Eva向來個性直率，有話直說，好朋友久了，她總是仗義執言，很替我著想。上次我照顧這個高風險孕婦，她一直心疼碎唸，擔心我會惹到醫療糾紛。「照起來胚胎大約十三週啦！」她把檢查報告丟到我桌上，我老是笑她兇巴巴，根本在「欺負主治醫師」。

「你又要幫她產檢喔？」離開診間前Eva問。

「嘿啊，不然呢。」很多病況複雜、併發症機率高的病人，常常被轉診到我手上。身為醫學中心的產科主任，承擔這類病人是不能躲避的職責啊。唯一能做的是小心謹慎，還有持續充足自己專業能力。還有，每次拜拜的時候，請諸神保佑我的病人。

護理師把病人喚進診間。她和老公笑嘻嘻地進來聽檢查結果。

「好喔，懷孕十三週，俗稱的三個多月。等一下到諮詢室發媽媽手冊，我幫你預約一個月後產檢喔。」難得這次可以在懷孕早期就開始產檢啊。

「好！」她嘻嘻地笑。

「不准胖太多！你現在十三週，胚胎頭到屁股才七公分，不是金子做的，沒有多少重量！現在胖的都是你的！」還是要叮嚀她的孕期體重控制。

「哈哈哈哈，我停了減肥藥，已經胖了七公斤了呢！」她輕描淡寫。又來了。她每次停藥就會很快復胖。

「拜託拜託，你的 BMI（身體質量指數），懷孕過程體重增加幅度應該要在七公斤內啊！你第一個月就用掉了啊！」我真的被她打敗。

「哈哈哈，好啦好啦。」她沒有很打算配合控制飲食的樣子。唉，我又要提心吊膽好幾個月了。

一個月後她回來產檢，血壓正常、例行尿液檢查正常、胚胎發育進度正常，體重增加不正常。一個月，體重又多了快十公斤。

「你的體重會影響唐氏症血清篩檢的準確度喔，不過，你不是唐氏症高風險，而且你的皮下脂肪我也不敢確定要抽羊水的針會不會夠長[53]，還是我們先抽血檢查？」難得她這次趕得上唐氏症血清篩檢的時程。

「好啊。」她笑嘻嘻的。

我還是叮嚀了「要運動，要多走動，少吃澱粉，少吃糖分」，一樣預約下次產檢。大概因為她第一胎時沒有心理準備，那時候產檢顯得比較緊張，也願意聽話多運動，盡量控制飲食。第一胎四公斤多的新生兒，她自然產得十分順利，這一胎她顯得輕忽許多。

「你有沒有在運動？」我問。

「有啊。我有走一層樓的樓梯。」她氣定神閒地回答我。

「走一層樓的樓梯不算運動！你至少要平地散步十五分鐘，休息一下，再十五分鐘。」我看她皮皮的，實在有點生氣。她的肥胖就足以造成難產，也會有高度機會在孕期中出現糖尿病、高血壓、下肢血管栓塞。不能因為我願意接高危險妊娠，她就讓自己肆無忌憚的成為高風險啊。我還是叮嚀每次都陪她來產檢的老公，要注意她的飲食、逼她好好運動。老公露出無奈的表情，也是啦，上一胎也是這樣。大概他也拿她沒辦法。

到了將近足月的產檢，她已經胖到有點喘，而且增加了將近四十多公斤。每次產檢叮嚀她要注意的，她只是開心地笑著，不太在意。只能說她體質也真好，完全沒有出現妊娠併發症，血壓和血糖也都穩穩的。她大概完全不知道她的醫師每次都很擔心看見不良的檢驗結果，而且逼近足月，我實在非常擔心這次的分娩。她這胎明顯比上一胎胖更多，運動習慣幾乎沒有，而因為皮下脂肪過厚，超音波影像受到很大干擾，而且胎頭大小、胎兒腹圍和胎兒大腿骨長度都已經超過產檢超音波胎兒體重計算的對照表，我完全無法正確估算胎兒體重。我們只能知道，媽媽過重，胎兒也過重。而且因為母體體重過重，進行手術的話，不論麻醉或是傷口復原，都有很大風險。

「吼，你門診裡面太熱，我要坐在這裡給你看。」跟上一胎一樣，到了孕期尾，她只願意坐在冷氣極強的產房和候診區，我只好到診間門口去看看她。當然，只能給一樣的那些叮嚀，但是她其實不以為意。

我一邊擔心她的分娩，一邊也只能等著她產兆發生。結果，她整個孕期胖了四十八公斤，大約是我門診護理師的體重。

「你那個病人破水囉，子宮頸開六公分多，收待產。」週末下午，產房通知。

好啦，終於她要生了。雖然我真的很擔心整個產程會有問題，但是又很希望她快點生完，我才能放下這個擔心。產科醫師隨時待命，尤其她這樣特殊的孕婦，我早就嚴陣以待，趕忙到產房去看看她。

「嗯，嗯，好痛。」她跟上次一樣，前後各穿了一件產房的病人袍，才能把身體包住。這次她痛的情形比上一胎明顯，她在產檢時的一派輕鬆笑容完全消失。

「忍耐一下喔，第二胎胎頭頂到的時候，會比上一胎痛，但是也會生得比上一胎快喔。」

我摸摸她的肚子，她已經全身都是汗。

我不太放心，她的產程不好預估，還是待在醫院等比較好。大約一個多小時過去，如果是一般的第二胎，大約會有不錯的進展了。我回產房看她，內診看看胎頭和子宮頸的狀態。嗯，子宮頸開到八公分了，胎頭摸得到很明顯，但是胎頭下降的情況不是很好。通常第一胎我會等子宮頸全開，且胎頭明顯下降到陰道上端，才會讓產婦開始用力；第二胎常常子宮頸開到八公分左右時，因為上一次分娩時已經撐開恥骨聯合，所以胎頭通常比較容易通過產道的骨盆處，有些產婦這時候稍微用力，就可以順利分娩。她的狀況跟一般產婦產程進展不同，我擔心是因為胎兒太大的關係。雖然上一胎她很順利地分娩了四千六百克的胎兒，但是這胎到最近幾次產檢時，已經難以預估胎兒體重了，只知道超過五千克。問題是，她的體重——如果全身麻醉，從劃開肚皮到子宮的時間因皮下脂肪的厚度而拉長，又因為脂肪的麻藥吸收，胎兒會受到較長時間的麻藥影響，出生時的呼吸容易受抑制，此時還有孕婦插管困難的問題；如果半身麻醉，估計背後的脂肪厚度，脊椎麻醉的針長度不夠，打不到。即使順利娩出胎兒，她的皮下脂肪很容易因為血液循環的問題，出現傷口癒合不良或脂肪壞死。總之，盡量還是自然產，相對安全一點。

「嗚嗚，醫師，我要打無痛[54]。」她痛得哭了。

「你應該快要可以生了，加油。」我一邊擔心她的產程，一邊準備隨時緊急應變，一邊也只能安慰她。

「嗚嗚嗚，拜託啦，我要打無痛。」她只能哭，沒辦法配合起來走動促進產程。「拜託啦，好痛。」

「現在是胎頭在擠你的骨盆，這種很痠痛的感覺，打減痛分娩幫助不大欸。加油，我們再等一下看看。」跟病人很熟，有一定感情，看她痛苦地哭，很捨不得，但是這時候我又必須維持穩定，不能因為病人情緒激動而跟著影響處置判斷。

「嗚嗚嗚，好痛……」她在待產床上扭來扭去，老公也只能在旁邊陪著緊張。

「欸，H學妹嗎？是我啦。」想了一下，還是決定打電話到開刀房，找麻醉科的H學妹，「我有一個一百五十公斤的病人，你覺得打painless有辦法嗎？」

「什麼？幾公斤？」H學妹提高聲音。不意外，一百五十這個數字誰不會懷疑自己聽錯。

「對，一百五十公斤。她上一胎足月時一百三十公斤。」我語氣平靜地說明。

「蛤？」H學妹在電話那頭大概傻了。

「唉，她上一胎生四千六啦，這胎應該超過五千。我是希望她可以自然產啦，但是我還是得問你看看，這樣體重的孕婦，如果要打painless，會不會有困難。如果真的沒辦法必須C/S

（剖腹產），上全麻（全身麻醉）會不會風險很高。」雖然我大略知道她的風險，但是先跟麻醉科討論看看，好有個生不出來時的備案。

「學姊，你等我評估看看。」這是破本院紀錄的個案，H學妹跟我都沒有這樣的經驗。

「好。我去鼓勵她，看能不能自然產。」她沒有順利分娩，我也是無法放心。

「我再幫你檢查看看喔。」她痛得只能嗚嗚地哭，我戴上指診手套，伸進她的產道檢查。子宮頸已經全開，我幾乎可以用手掌抓到胎兒的頭，表示胎頭也已下降到一定程度。看來是肩膀的問題。

「啊！啊！」子宮收縮和胎頭擠壓的痛，她難過到只能一邊哭一邊大喊。

「好吧，我們進產房試看看。」硬著頭皮，試看看吧。

我看了一下值班醫師名單，J學長剛好今天輪值。「學長，你能來產房幫我嗎？我那個一百五十公斤的病人要生了，我評估可能肩難產。」J學長在她上一胎時，曾經在我出國那時期幫她做過一次產檢，其實，這麼特殊的孕婦，全科都對她有印象。

「好喔。我現在就過去。」在自己受訓醫院工作的好處，就是有學長和老師可以隨時尋求幫手。剛好是產房白天班和小夜班護理師交班的時期，結果上一班的護理師全部都沒離開，留下來一起幫忙。

她被推進產房，五個護理師和我一起拉著她的床單，把只能一邊哭一邊痛到慘叫的她挪上產檯。「馬麻，我們要準備生囉，你要加油，不要哭，配合我教你用力。」她躺在產檯上，身體厚度的關係，顯得比一般孕婦來的「高」。產房瘦小的護理師站在產檯旁，剛好比她高不了多少，幾乎被她擋住。

「來，加油，趁著你覺得痛的時候，像是要摁便便一樣地用力。」我把她的床頭搖高，讓她比較容易施力，雖然她已經痛到很難配合了。

「來，用力喔！」產房護理師分別站在她的兩側，被找進產房的實習醫師一進來嚇了一跳，幾秒後，立刻恢復專業，快速穿隔離衣、戴無菌手套、擺好產包器械，也加入鼓勵產婦的行列。不錯，學弟夠鎮定。

「欸，好喔，用力。」J學長也戴上無菌手套，到我旁邊幫忙。產檯周圍滿滿的工作人員，全力合作。

「呃呃啊啊——」她也配合著出力。我的手在產道內，感覺到胎頭隨著她的用力而下降。

「加油！胎頭下降囉！」

「呃呃呃啊啊啊啊——」她再用力。

「馬麻加油！」護理師一起鼓勵她。

其實已經下班的護理師J，個子高大，站上小腳凳，幫忙推子宮底，協助她用力。「來！用力！」產房裡充滿了鼓勵的話語聲，還有她的吼叫聲。隨著她的用力，胎頭娩出陰道口。很大的頭，非常胖的嬰兒。

「頭出來了，加油！」大家幾乎異口同聲地喊。依照接生慣例，我們會協助把胎頭往產婦肛門方向壓，幫助前肩娩出。通常胎頭出來之後，如果產婦用力得宜，新生兒有時還會自己滑出來。尤其第二胎，常常不需要我們協助前肩娩出，甚至有時候還要稍稍用手掌減緩胎兒衝出產道的速度。

但很緊。我用極大的力量要娩出胎兒前肩，卻感覺到胎兒的胸肩部位，卡在產道上端。

「肩難產！」我大喊。

肩難產通常發生在過大的胎兒，以及過早的分娩介入，譬如在胎兒還沒適當地把雙肩朝胸口收攏時，就用真空吸引器把胎頭吸出，如果骨盆窄，胎兒大，又過早用器械協助分娩，就可能出現肩難產。

過去十年，院內幾乎沒有真的發生過肩難產。尤其超音波評估胎兒超過四千克或者產程遲滯時，會考慮選擇以剖腹生產，藉此減少肩難產的發生。雖然很少真的發生肩難產，但是肩難產的演練是產科必要的準備。照標準，當接生者喊出肩難產，在產檯旁的護理師們必須立刻把產婦的大腿抬起，往孕婦肚子方向推，讓骨盆出現最大的空間，讓胎兒有機會娩出。如果想像成蹲在地上上廁所的姿勢，就大約是蹲低，大腿靠向胸口的姿勢。

可是要抬起她的雙腿實在頗為吃力，產檯旁兩個護理師只好一起合作，兩個人抬一腿，我則試著在她骨盆角度打開的時候，推嬰兒的頭，試著娩出嬰兒的肩膀。大家都使出了吃奶的力氣。

「學長，我沒力了！幫我！」我真的力氣用盡。J學長立刻過來接手。

「用力！」他一邊接手推，一邊喊著要產婦配合用力。整個產房都腎上腺爆發。

又過了一分鐘，嬰兒肩膀還是出不來。「換你！」J學長跟我換手，換他也站上凳子幫忙推肚子增加腹部用力。

「媽媽用力！」大家喊著。護理師J用盡全力把她的腿推向她的肚子。

這時「喀噠」一聲，胎兒前肩娩出。

「出來了出來了！」大家一起大喊，鼓勵她繼續。前肩娩出，然後將胎兒身體往媽媽腹部帶，後肩也娩出，順利生出來了。

「生了生了！」幾乎是全產房一起歡呼。

嬰兒哭得不錯，呼吸和活力都好。非常非常重。我發現嬰兒右側手好像比較無力，應該是肩難產的常見傷害——臂神經叢受損[55]。產婦本身沒有出現分娩傷害，產道裂傷也跟一般尺寸胎兒的自然產產婦差不多，而且沒有因為巨大胎兒而出現子宮收縮無力的問題。這樣的巨嬰，有時候產婦會因為產道嚴重裂傷或子宮收縮不良，而出現產後大出血。

她累癱了，我們也累癱了。第二天早上起床，發現手無力到無法刷牙。原來昨天大家都太緊繃了，肌肉緊張。但母子均安，總算鬆了一口氣。新生兒科檢查過嬰兒，確認臂神經叢受損，但是應該預後會不錯，不太需要擔憂。

「辛苦你了，還好嗎？」她產後觀察過後，就轉到病房。

「醫師謝謝。我還好。」她坐在床邊，正忙著擠奶。本院支持母乳哺餵。

「寶寶那邊，我跟新生兒科醫師問過了，因為肩難產，右臂的神經叢有受傷，但是慢慢復健之後就會好，不要擔心。」我跟她解釋病情。

「嗚嗚嗚，我好擔心。」她突然哭了，跟懷孕期間的開朗和不以為意截然兩極。

「不用擔心啦，其實這不少見。而且你的狀況，小孩就是這麼大隻，麻醉手術又危險，這樣算是相對順利了。」我安慰她。

「嗚嗚，我好自責。」她有點陷入產後憂鬱的樣子。需要觀察。

「別擔心，我們的小兒科會照顧他。」我拍拍她，希望她能振作一點。或許這就是母親的心吧，再怎麼樣，總會把責任放在自己身上。

肩難產合併神經叢受損的個案，依慣例要開周產期研究檢討會。跟小兒科一起開會時，住院醫師要先做個案病歷簡報。當住院醫師報告「產婦BMI大於五十」時，新生兒加護病房主任還以為學弟報告錯了，再聽到「嬰兒體重五千四百克」時，主任連便當都嚇到吃不下去了。唉，我也不想總是挑戰這麼高危險的孕產婦啊，壓力很大啊。

產後三天她出院，再過一週，例行回診。

「醫師，我瘦六公斤了欸！」她又恢復開開心心的樣子了。到門診前她先到產房去串門子，這麼特殊的個案，個性又開朗，大家其實都喜歡她。

門診結束後，我到檢查室找Eva一起吃午餐，她啪的一聲把便當丟在我面前，激動地說，「你不准再接這種個案！夠了！」她太熟知我整個醫療過程的壓力，也替我擔心可能的醫療糾紛。

唉。可是當病人說，「醫師，如果你不幫我產檢接生，我找不到人了」這種話，我怎麼放得掉呢。產科醫師，就是這種一直走鋼索的行業。

53 後來從別的孕婦得到的經驗是，大概一百三十公斤的孕婦，羊水採樣針差不多就到長度極限。

54 正確應為減痛分娩，也就是硬脊膜外麻醉。

55 大約每一千名新生兒可能有一到兩名出現臂神經叢受損，原因包括肩難產、胎位不正、胎兒過大，即使剖腹產依然無法完全避免發生臂神經叢受損。七成以上臂神經叢受損的新生兒，多數可以在數個月後復原。

後記

最早大概是從二〇一二年開始寫的，有些寫了個雛形，有些只有簡單重點片段的記述，竟然寫著寫著就二十多個故事。而且每次跟編輯聊天就生出更多還沒寫的故事出來，只差沒有變成一千零一夜。

女婦產科醫師，久了跟病人就像好朋友、姊妹淘；畢竟產科因為迎接新生命的關係，是醫院中最有喜悅場面的科別，女人們帶著我接生的小孩回來「給阿姨看看長這麼大了」，有時候還能獲得孩子在臉頰上送一個濕濕的親吻。但是，門診或病房裡被疾病困擾的女人、被社會成見所困的女人、得不到所愛的女人、因為疾病或先天限制而沮喪的女人，她們的經歷總是在下診後，一直掛在我心上。有些時候感嘆，有些時候，替她們抱不平。

一邊寫著當時的對話與片段，一邊會想著，當時如果她選擇了別的可能，會不會更好？有時候也想著，那個誰，你現在過得好嗎？

醫病互動其實是個很正面的過程，信任是最重要的基礎。我一直覺得，照顧病人的時間可能就只有那麼十幾分鐘，但那或許是她最慌亂無助的十幾分鐘，或許是影響她某個人生決定的十幾分鐘。見面沒幾句話的短短時間裡，就要能夠讓病人信任，讓病人願意讓我在那十幾分鐘裡給她最專業的照顧，是多麼不容易的事。

曾有位中年婦女來看診，主訴抱怨「陰道分泌物多，會癢」。內診檢查之後的判斷，不意外是常見的細菌性陰道炎，通常在悶熱天氣加上抵抗力較差的時候好發。我跟她解釋病情，說這個常見，用藥會改善，主要是抵抗力不好的問題，順口問她，「是不是睡眠不足呢？睡不飽會抵抗力下降喔。」一想不到她眼淚簌地掉下來，嘆了一口氣說，「兒子出了車禍昏迷不醒，在加護病房躺了兩週了。」一邊抹淚一邊說，「我都睡不著，不知道他到底會不會醒過來。」

我沒有預期她就這樣哭了，也沒有預期是這樣讓人揪心的處境。看著她哭，我跟著心一酸，眼淚也湧上來，加上以之前實習的經驗來看，昏迷兩週不是太樂觀的情形，根本無法胡亂說些什麼安慰她。

老師沒有教過我們「病人哭了而你也快哭了的時候怎麼辦」，手忙腳亂地鍵入醫囑，讓護理師拿面紙給她擦眼淚，然後她慢慢鎮靜下來，領了藥，跟我道了聲，「謝謝醫師。」轉身離開診間。

那是我擔任總醫師的某一個週六上午。

我一直忘不掉那個媽媽心痛又焦急的眼淚，也忘不掉自己多問了一句之後竟然出現那個意想不到的背後病因。我一直在想，她的眼淚，是咬牙忍耐了多久，才會在短短看診的幾分鐘裡，我這個年輕醫師的面前，釋放出來呢？

後來當了主治醫師，還是常有病人這樣對我吐露心聲、宣洩壓力，只是我慢慢學會怎麼面對這些坦露的心事，慢慢學會怎麼讓她們好好哭一場，慢慢學會怎麼讓她們知道其實沒有了那個誰根本不是她哪裡不夠好。護理人員常常笑說，「林醫師，你這是婦產精神科吧。」

說是婦產精神科是誇大了，不敢掠美身心科同事們的專業。但是如果在過去十多年的臨床工作裡，我曾經溫柔地觸碰了那些女人們心底的某個角落，讓某個暗暗發疼的地方也一起被發現了、一起治療了，那，我覺得是身為一個醫師，很幸福的一件事。

這本書每一篇都是一個又一個女人生命某刻的真實故事。有些細節略作更動，避免造成當事人困擾。大略依的是工作時序，包括從我實習、住院醫師時期到主治醫師時期。下一本（對，跟編輯不停講故事的結果就是還有下一本），則多數是主治醫師時期比較特別的病人們，和我到國外醫療缺乏地區的一些個案故事。

說起來婦產科的病人都是女人，所以故事裡面可以看見女人的脆弱與堅強，看見女人承受的那些社會刻板壓力，以及她們的各種辛苦和掙扎。或許看起來會覺得男性角色在其中很淡，其實仔細看，可以看見很多女人身邊有個默默支持的陪伴者（當然也是有很欠罵的啦）。

其實女人比自己和別人所理解的，都堅強。

希望大大小小的女人們，更勇敢追求自己的人生，你會發現，自己和身邊所愛的人，都會更幸福。

附錄

每一字，都燃著小小火光：訪談林醫師

訪問、整理：羅融（《FOUNTAIN新活水》行政副總編）

這本書成形的契機，大概始於二〇一五年一個有著冬陽的下午。在捷運上，我和靜儀聊到她經手的特殊病例：某個媽媽和女兒的結緣、某位高齡妻子對生育的期待……她的神情發亮，儘管已發生了十多年，但聽她詳述，生動彷彿就在眼前。

說著說著，她興奮起來，「啊！我有寫下來，我都有寫下來！」隔天我收到十多篇WORD檔，靜儀的文字溫柔細緻，有許多不可思議的細節，從氣味、觸感、眼神，到皺紋、髮色……，她記在心上的，都是人。她對病患有著深深的同情與理解，更對女性背負的傳統與社會壓力忿忿不平。是早就寫好的文字了，那時就透露出，她想治療的不只是疾病，還有人的處境，她想改變社會，而且熱切地尋找施力點。

這是我認識的靜儀，當時她已經是政黨的黨務主管。幾個月後，成了立委。

她說自己是「三合一」：醫生、政治人物以及女性主義者。她在國會無所畏懼的犀利論述，不但像手術刀鋒利切除毒瘤，更是對女性溫婉刻板印象的挑戰，這「三合一」已是她改變社會的施力點了。

加上作家，現在更是「四合一」。透過本書，她寫案例故事，也寫著人生，還想刺激一些對性別刻板和傳統價值的思考。

從診間到政治圈再到出版界，這樣的跨域、多方著力，雖然辛苦，她卻是開心滿足的；即使我將她引介給「鏡文學」後，還佯裝為經紀人，時不時唸東唸西的，她也欣然接受。哪裡還能努力，她就會往哪裡去，儘管她知道這世界不會完美，但我們總能朝著理想前進。於是，這書裡的每一個字，都分擔了她想改善女性處境的力量，燃燒著她想改變社會的熱情。每一個字，都是小小的火光。

以下是這本書完成後我對她做的訪談——

問：書裡常見到你勸女性病患為自己思考，或反省社會中的女性處境，你的性別意識是怎麼養成的？

答：大概是自然而然生成的。我們家是兩姊妹，沒有重男輕女的事。我國一時考全校第一名，老師卻說，「喔，女生都這樣啊！等國二開始有物理化學，就會輸給男生，不會是第一名了。」我不是不服輸的人，但老師預設了女生就是會輸，我不能接受！我想，是我從小被當成「自然的人」對待，沒被貼上「第二性」的標籤，上國中後卻發現，「哦！原來這個社會是這樣子看待女生的。」由此埋下種子。

我高中讀女校，校內沒有性別的差別待遇，大學念醫學系，是男性主流，性別再次被凸顯比較，讓我很不舒服。當時在台中，對性別議題的討論相對封閉，我參加了左翼型的運動社團，訂閱「婦女新知」會訊，這已是我接觸性別議題的唯一窗口。台灣一九九〇年代的女性主義思潮影響了我，何春蕤出版《豪爽女人》時我大二，對她引起的爭議感到好奇；在「婦女新知」分家之前，我還邀過王蘋來演講。

問：你本是婦產科主治醫師，如何踏入政界？

答：我的性別意識開啟後，因為在醫界，自然也關注性別和醫療交會的議題，因此和著力在醫療領域中女性處境的「台灣女人連線」有了合作關係。二〇〇七年，她們推薦我擔任行政院婦權會委員，兩任結束後，二〇一四年江宜樺任行政院長時再聘，我不久後請辭。接著蔡總統回任民進黨主席，徐佳青徵詢我婦女部主任一職，我覺得自己可以在性別與醫療政策上幫忙，才進入了政治圈。

問：二〇一四年你轉任民進黨婦女部主任，你捨得你的病人嗎？書裡好幾則故事，都看得出你對她們有很深的掛念。

答：我的病人多半病況複雜，很難轉給其他醫生。我腦中有個時間表，會記得誰在兩個月之後預產期到了，誰應該要回診了，要是有些病人很久沒看到，我會一直掛念著，想知道她是狀況變好，還是變差了？也因此，我盡量不接癌症病人，因為我會一直記掛，一直擔心。

婦女部主任時期，我依然有固定門診時間，慢慢地把病人轉給其他同事照顧。直到現在，還是有幾個病人需要我，我也會在立院休會時跟她們約診。

問：這一路來，你展現出自己在公共事務方面的興趣，從民進黨婦女部主任到你接受提名成為不分區立委，之間有什麼契機，或基於什麼樣的心情這樣做？

答：二〇一五年底，民進黨徵詢我是否願意接受不分區立委提名，當時我正要去蒙古參加CALD大會（亞洲自由民主聯盟The Council of Asian Liberals and Democrats）。開完會，我到藏廟參拜，一進門看到二十七公尺高的大佛，我的眼淚就一直流，完全停不下來，心裡有個聲音跟祂說，「好啦好啦！我知道祢的意思。我會來盡自己的一份力。」

問：你現在是立委了，能夠改變體制，跟做醫生時，勸導或激發個別女性的自主權，感受應該很不一樣？

答：現在在體制裡，我主要處理的是醫療政策。作為立委，我可以盡量提醒政府不要被刻板陳舊的思維綁住；比方說，當政策或制度對女性未婚懷孕不友善，我就可以提醒，不論結婚與否，女性都擁有自己身體的自主權，在這個前提下，政府的立場和政策如何因應較好。

至於女性處境，如果我們檢視相關法規，會發現在制度的表面上，好像已經平等了，我覺得問題還是出在文化。譬如說，我們的女性形象不夠多元，也很難面對自己和他人的不同，然後去選擇、去承擔。

問：本書有些故事是你以前就做了記錄的？現在這本書完稿了，聽說下一本書也在進行中，你的心情如何？

答：哈哈！我覺得自己寫上癮了！當初我寫下來，是想抒發心情，看診作為一種工作，也會出現一些情緒想抱怨嘛。一方面也知道，再怎麼在乎的事，終究可能會忘記，我不想讓自己十幾年來工作與生活的軌跡完全消失。這大概是我當初做記錄的初衷。後來有些故事，是這次再整理時和你、和編輯聊出來的，可能藏在較深的記憶裡，但一動筆開始寫，發現自己都還記得，記得這個女生的臉、那個女生的樣子……。

這本書完稿後，我有個想法：我在門診時是「能聊一個是一個」，但也只能一天救幾個；現在，如果有誰在這些故事裡看到自己的影子，看完書就好像看完我的門診、聽完我的建議，而有了不同的想法，甚至有了改變的勇氣和力量，不是更好嗎？

診間裡的女人：
婦產科女醫師從身體的難題帶妳找到人生的出口

作者　林靜儀
責任編輯　陳敬淳
責任企劃　劉凱瑛
美術設計　朱疋
內文排版　黃鈺茹
主編　李佩璇
總編輯　董成瑜
發行人　裴偉

出版　鏡文學股份有限公司
114066 台北市內湖區堤頂大道一段365號7樓
電話：02-6633-3500
傳真：02-6633-3544
讀者服務信箱：MF.Publication@mirrorfiction.com

總經銷　大和書報圖書股份有限公司
242 新北市新莊區五工五路 2 號
電話：02-8900-2588
傳真：02-2299-7900

印刷　漾格科技股份有限公司
出版日期　2018 年 8 月 初版一刷
2022 年 3 月 初版十一刷
ISBN　978-986-95456-7-9
定價　360 元

國家圖書館出版品預行編目資料

診間裡的女人：婦產科女醫師從身體的難題帶妳找到生命的出口 / 林靜儀著. -- 初版. -- 臺北市：鏡文學, 2018.08
320面；14.8X21公分
ISBN 978-986-95456-7-9(平裝)

1.婦產科 2.通俗作品

417　　107012115